賢い患者になるためのコツが満載！

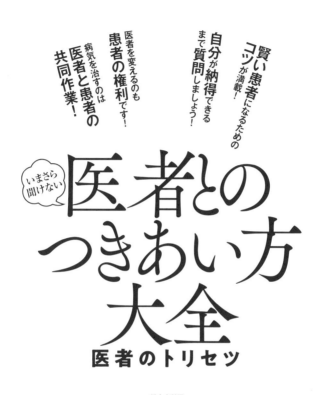

自分が納得できるまで質問しましょう！

医者を変えるのも患者の権利です！

病気を治すのは医者と患者の共同作業！

いまさら聞けない

医者とのつきあい方大全

医者のトリセツ

総合内科医
秋津壽男 著

春陽堂書店

はじめに

私はストレートで医学部に進学したのではありません。高校三年で進路を決めるとき、周りは医学部を目指し、ざわついていました。

それを見ると、何となく同調するのが嫌で、選んだのは医学部ではなく、工学部でした。大阪大学工学部醗酵工学科というところです。

現在ではバイオ、エシカル、サステナブルの時代に合わせ、応用自然科学科バイオテクノロジー学科目と変身していますが、当時は「酒、みそ、しょうゆ」の伝統発酵食品を研究していました。


周りは一浪二浪ばかりで、現役で入学したのをいいことに、「一年ぐらい留年してもいいや」と遊びまくっていたら、案の定留年しました。

その後はほどほどに遊び、五年で無事卒業。飲料メーカーの技術部で仕事をしたり、公務員として働いたりしていましたが、高校生ではなく社会人の目から見直してみると、医師というのは地位、やりがい、収入の三拍子そろった素敵な仕事だと見直しました。

試しに地元の和歌山県立医科大学を受験したら、運よく合格できました。

今度は一度目と違い、すべての勉学が目的に結びついているわけですから、ほぼ全講義を最前列で受講しました。（もちろん阪大で五年間十分遊びまくったせいでもありますが……）。

研修を終えて病棟や外来の実務が始まると、医学知識以上に社会常識とコミュニケーションがいかに大切であるか気づかされました。

その目で周りのドクターを観察していると、一般社会ではありえないような奇妙な現実に何度もぶち当たりました。

世の中に「先生」と呼ばれる人ほど扱いにくい種族はいません。弁護士、政治家、宗教家、教育家、家元等々。なかでもいちばん厄介なのが、医者かもしれません。

何しろ自分の命を預けているのですから。自分の希望を伝えられなかったり、肝心のことを聞けなかったり、いやなことを断れなかったり……。辛い思いをした人が大半でしょう。

病院といってもサービス業であり、「患者さま」は何でも聞いてもらえて当然だと人は言います。しかし日本標準職業分類では、医師は専門的・技術的職業従事者であり、あまりフレンドリーな存在ではありません。

さらに言えば、医者とて人の子人の親。夫婦げんかもすれば二日酔いにもなります。機嫌の悪い日もあればルンルンな日もあります。

だからこそ、どうせ医者にかかるのなら、機嫌のいい、話を聞いてくれる、わがままな相談にも乗ってくれる医者にお願いしたいものです。

では、どうすればいいか。もちろん、よい医者を選ぶことは重要です。でも、じつはいちばん大切なのは、患者さん側の接し方。

同じ一人の医者であっても、患者さんの接し方やしゃべり方によって、上機嫌になることもあれば機嫌を損ねてしまうこともあるということ。

つまり、患者さんの対応次第で、医師をうまく誘導することができるというわけです。

本書は医師操縦マニュアル、いわゆる「医者のトリセツ」です。

同業の医師からは「何でここまで書くのか！」とおしかりを受けるでしょうが、本書が悩める患者さんの手助けになれば幸いです。

二〇二四年四月吉日

総合内科医　秋津壽男

賢い患者になるためのコツ

自分の病気のこと、カラダのことを知るのは当然の権利です！
自分が納得できるまで質問しましょう！
自分の病気のことで質問させてもらえないような医院には行かない
医師を変えるのも患者の権利です
情報はタダではありません。医療情報の収集は時間とお金がかかると自覚しましょう
病気を治すのは医者ではなく、医者と患者の共同作業です
病気を治すために努力をする覚悟を医者に見せましょう
病気が治れば医者も嬉しい。後日の報告を忘れずに
医者も人間、ＡＩでも神様でもない。医者の気持ちも考えてあげて！
健康に生んでくれた親に感謝、助けてくれる医者に感謝、日々の酷使に耐えて、けなげに頑張っている自分のカラダに毎日感謝！

目次

はじめに……2
賢い患者になるためのコツ……6

第1章
こんなとき、どう言う？
医者を味方につける〝賢いひと言〟

主治医を変えたいとき……15
薬を変えたいとき……19
薬を減らしたいとき……22
薬を飲むのをやめたいとき……27

ほかの医療機関に紹介してもらいたいとき……31
CTやMRIなど特殊な検査をしてほしいとき……39
病院選び、基本の「キ」！……42
院内スタッフに対する不満を伝えたいとき……44
専門外の病気について聞きたいとき①……48
専門外の病気について聞きたいとき②……49
自分の不調の原因である病名が知りたい……53
患者さんのそのひと言が頼りになる医者を育てる……56
《私的偏見専門分野別性格分析》……59

COLUMN

〝先生族〟と仲良くなる秘策って？……18
医学部は〝離れ小島〟……25
「アメリカ留学」の正体……29
紹介状を快く書いてもらうコツ……34
医者はどの時点から医者？……36
ミーハー患者さんの撃退術!?　〜医者だって人間だ！〜……38
大学の附属病院の患者さんは〝実験台〟!?……46
飛行機の機内で病気の人の診察を頼まれたら……51
お医者さんへのお礼って、どうすればいいの？……58

第2章 これはやっちゃダメ！ 医者がいちばん嫌がる〝NG行為〟

薬を指定通りに飲まない①……71
薬を指定通りに飲まない②……73
薬を指定通りに飲まない③……75
勝手に薬の飲み方を変える……78
同じ質問を毎回する……83
よその医者の悪口を言う……87
処方内容のリクエストをする患者……91
紹介状だけを希望する患者……93
前回の病気の経過を聞いても教えない……96

COLUMN
人恋しい麻酔科医……76
抗生物質処方派vs抗生物質処方しない派……80
ある研修医の一日……85
給料激減！　開業医の厳しい現実……89
「つぶクリ」ってな～に？……94

第3章

見るべきはココ！ 良い病院の見分け方

信頼できる人の口コミはベスト。ネットの口コミは玉石混交……99

売上に結びつかないところにお金をかけている……101

受付の待ち時間やスタッフの態度も重要な判断基準……104

口コミサイト以外で情報を取るには……108

COLUMN

眼科の先生はなぜみんな眼鏡をかけている？……103

心療内科医は目を合わさない……106

第4章 コレを感じたら病院即行！ 命に関わる怖い痛み

痛みはカラダが発するサイン……111
頭　頭痛……113
眼　眼痛……120
喉　喉の痛み……123
首　首痛……125
胸　胸痛……128
胃　胃痛……132
下腹部　腹痛……136
腰　腰痛……140
婦人科　生理痛など……144
皮膚　表面の痛み……147
痛いときに痛み止めを飲むのはＮＧ⁉……150

COLUMN
がんは健康なふりをして大きくなる……134
前立腺炎がサイクリングで発症!?……142
膀胱炎ってどんな病気?……143
あまり医学的ではないお話「己の足るを知る」……152
おわりに……154

第1章

こんなとき、どう言う？
医者を味方につける
〝賢いひと言〟

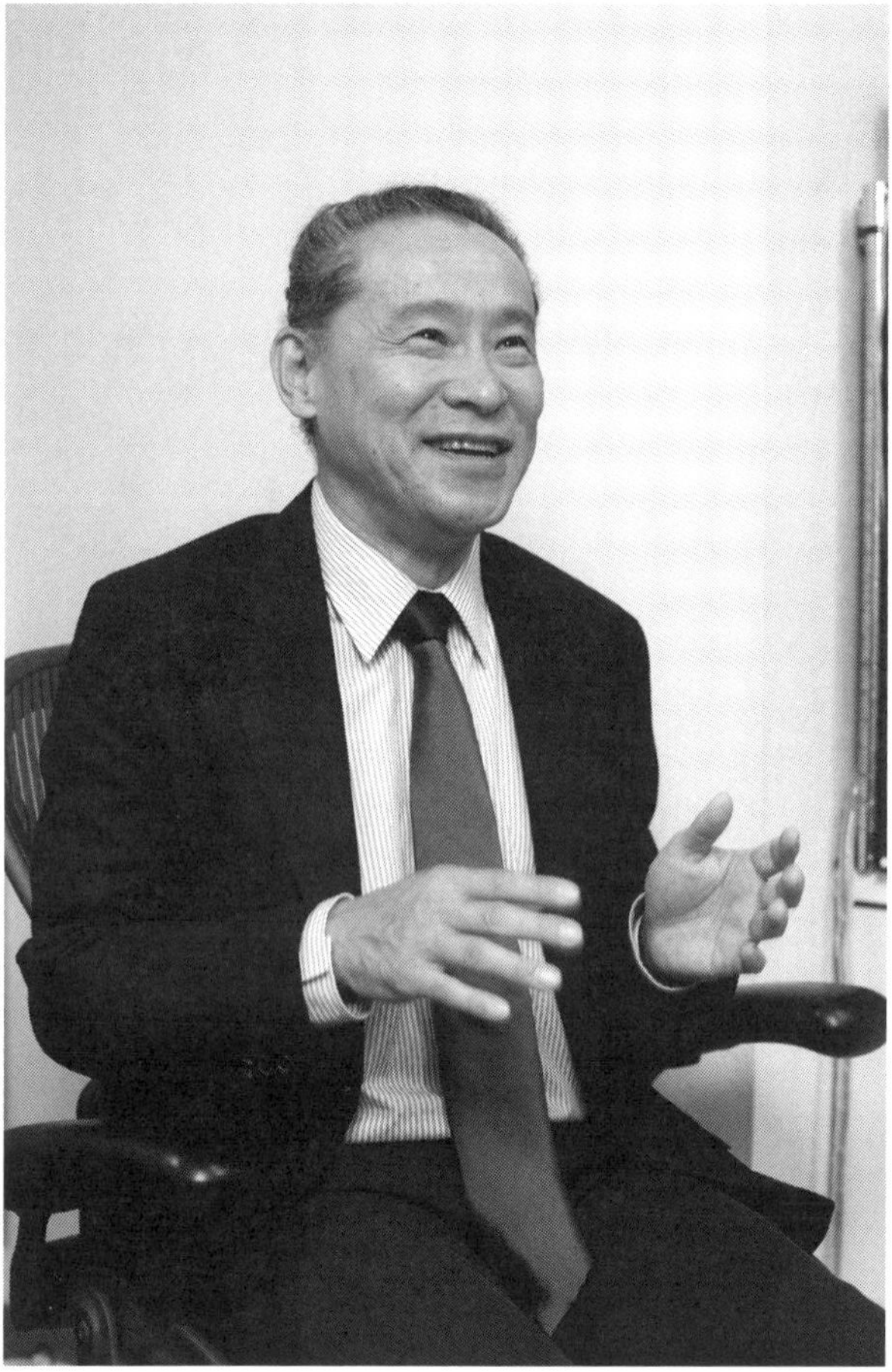

主治医を変えたいとき

「いつも診てくださる先生が今日いらっしゃらないのは分かっているのですが、ちょっと体調がすぐれないので診ていただけますか？」（賢いひと言）

一人開業医は別として、街の開業医でも今は、二、三人の医者が診療に当たっているのが一般的で、何回か通っているうちに担当の医者は決まってきます。患者さんのほうも同じ医者のほうが自分のカラダのことをよく知っているし、顔見知りなので安心です。

でも、医者も人間。やはり、相性はあります。ある患者さんにとっては「率直にモノを言ってくれる、信頼できる先生」でも、自分にとっては「言い方がキツくて怖い先生」ということもあります。「一度、ほかの先生に診てもらいたい」と思うこともあるでしょう。

そんなとき、主治医に嫌な思いをさせずに別の先生に診てもらう、とっておきの方法がコレです。

まずは、病院の外来診療医担当表を見て、主治医がいない日に病院に行って、飛び込みで診てもらう方法です。

賢いひと言は、「いつも診てくださる先生がいらっしゃらないのは分かっているのですが、ちょっと体調がすぐれないので診ていただけますか？」

そう言われたら、病院は「診療できない」とは言えません。そうやって、別の先生にお試しで診てもらい、その先生のほうがよければ、その後はその先生のいる日に病院に行けばOK。「ちょっと怖いけれど、やっぱりいつもの先生のほうがいい」と思えば、以前と同じように主治医のいる日に病院に行けばいいだけの話です。

たとえ、別の先生に診てもらったことが主治医にバレたとしても、「**ちょっと風邪っぽくて病院へ行ったら、先生のいらっしゃらない日で……**」「**曜日を間違えて病院に来ちゃっ**

て……。でも、せっかく来たから診てもらおうと思ったんです」などと言えば、主治医も嫌な気持ちにはなりません。

病院や主治医をコロコロ変えるのは、医者としてはあまりおすすめできません。でも、今の主治医に不満があったり、納得できないことが多かったりする場合は、主治医がいない日に病院へ行って別の医者に診てもらうのもひとつの方法です。

また、別の医師に診てもらうときに、例えば「山田先生はこんな風におっしゃるんですけれど、先生はどう思われますか？」と質問することで、セカンドオピニオンを聞くことにもつながります。

主治医のことでモヤモヤすることがあったら、一度、この手を使ってみるのもおすすめです。

COLUMN

〝先生族〟と仲良くなる秘策って？

いちばん簡単な方法は、単に「先生」と呼ぶのではなく、「山田先生」や「高橋先生」というように先生個人の名前を付けて呼ぶことです。そうすることで、お互いに親近感も湧いてきます。空港で「先生」と呼べば、一〇人以上が振り向くと言われていますが、医者にとって「先生」という呼びかけは「ちょっと！」と言うのと同じこと。ただ、「山田先生」と呼ばれるとドキッとするのです。さらに、「先生はどう思われますか？」と聞かれたら「一般的な医者の考えを言っておけばいいか」と思う医者も、「山田先生はどう思われますか？」と聞かれれば、「山田としてきちんと見解を述べなければいけない」と姿勢を正す場合が多いからです。固有名詞を付けずに「先生」「患者さん」という呼び方や付き合いをしている限り、「強い者と弱い者」という関係性はなかなか崩すことができません。呼びかけ方ひとつで関係性は変わります。次の診療日には、ぜひ、固有名詞を付けて呼びかけてみてくださいね。

薬を変えたいとき

「週刊誌にこの薬のことがいろいろと書いてあって心配になってしまったので、変えてもらうことは難しいですか？」（賢いひと言）

「友だちがこの薬にしたらすごく調子がいいと言っていたのですが、私にも合うでしょうか？」（賢いひと言）

患者さんが薬を変えたいと言うときの理由は、だいたい「効かない」と「週刊誌にこの薬は危ないと書かれていた」のふたつです。そのうちの「効かない」は、遠慮なく言って大丈夫。「痛み止めを飲んでも効かないんです」「血圧の薬をもらったけれど、家で測っても下がらないんです」などは何の問題もありません。

でも、「週刊誌に『あの薬を飲んだら死にます』と書いてありました。変えられませんか？」というのは、言い方にちょっと工夫が必要です。

では、どう言えばよいのでしょう。

そこは、変えたい理由を先にはっきり言うことです。それも、**「週刊誌にこの薬のことがいろいろと書いてあって心配になってしまったので、変えてもらえませんか？」と正直に言うことが大切です**。

そうすれば、医者は「あの週刊誌の記事は私も読んだけれど、あれはちょっとおかしいよ。学会の報告書などを見ても悪い話は出ていない。ただ、一部の副作用はゼロではないので私も注意して使っています。心配しなくていいですよ」あるいは「確かにそういう報告はあります。あなたの場合、副作用は出ていないけれど、心配なら他の薬に変えますよ」といった対応をしてくれます。

もちろん、**「友だちがあの薬にしたら調子が良くなったと言っていたので私も使ってみ**

たいのですが……」といった理由でもOK。

そう言われれば、医学的に間違ったことでなければ、だいたいの医者は患者さんが言ったとおりにしてくれます。あるいは、「あなたの病気とお友だちの病気はちょっと違うので、お友だちが効いたという薬はあなたには効きませんよ」と、薬を変えない理由をきちんと説明してくれます。

また、「**友だちがこの薬にしたらすごく調子がいいと言っていたのですが、私にも合うでしょうか？**」と、質問をワンクッション挟んでから薬を変えたいとリクエストするのもおすすめです。

というのも、「薬を変えてください」というリクエストは〝命令された感〟がありますが、質問なら医者は自分の意見を聞かれたと感じます。そこで自分の見解を話せば、〝命令された感〟は薄れ、自分の考えによって薬を変えたと感じられるからです。

薬を減らしたいとき

「今、私は朝八個、昼三個、夜二個薬を飲んでいるのですが、こんなにたくさんあると飲むのも大変なんです。少し減らすのは難しいですか？」（賢いひと言）

厚生労働省の指導もあり、世の中は積極的に薬を減らす方向に進んでいます。ですから「薬を減らしてほしい」というリクエストは時代の流れに則したものなので、臆することはありません。しかも、定期薬を減らすと病院側は「薬剤総合評価調整管理料二五〇〇円と連携管理加算五〇〇円」という三〇〇〇円の加算ももらえるのです。

でも、いきなり「お薬を減らしてください」と言うのは得策ではありません。カチンとくる医者もいるからです。医者にしてみれば、「あなたのカラダのことを考えて薬を処方しているのに……。こっちの気持ちも知らないで……」となるわけです。

これも、減らしたい理由を最初に言うこと。それも、「薬が多すぎるから減らしてください」と言うのではなく、**「今、私は朝八個、昼三個、夜二個薬を飲んでいるのですが、こんなにたくさんあると飲むのも大変なんです。少し減らすのは難しいですか？」**という質問が、ここでの〝賢いひと言〟です。

医者は、薬をたくさん出そうと思って処方する薬を決めているわけではありません。院外処方の医院では、薬を多く出すことによる儲けはありません。でも、患者さんは「胃の調子が悪いから薬を出してほしい」「眠れないから睡眠薬がほしい」ということもあります。しかも、症状が改善されても「薬はもういらない」と言う患者さんは滅多にいません。医者としては、患者さんから「この薬はいらない」と言われない限り出し続けることになるので、薬はなかなか減らないというわけです。

ですから、薬を減らすきっかけとして、「減らすのは難しいですか？」という患者さんからの質問は大歓迎。医者は患者さんの状態を聞きながら、減らしていくことができるからです。

現在、一〇種類以上の薬を飲んでいる人は、一、二種類の薬は減らすことができます。一疾患に対して薬は三種類が、だいたいの目安です。

また、複数の病院で薬をもらっている人は、いちばんたくさん薬を出してもらっている病院、あるいは話しやすい医者に相談してみるといいでしょう。

そのとき、お薬手帳を忘れず持っていってください。医者はそのお薬手帳を見ながら「整形でも胃薬を出してもらっているなら、ウチからは出さなくてもいいですね」「痛み止めが整形外科とリュウマチ科の両方から出ているから、どちらかの先生に相談してみるといいですよ」といったアドバイスもしてくれます。

さらに、患者さんから「**もし、また調子が悪くなってしまったら、もう一度出してもらえますか？**」と言われれば、医者はさらに薬を減らしやすくなります。こうやって患者さんのほうから誘ってみるのも、一つの方法です。

COLUMN

医学部は〝離れ小島〟

勉強三昧の高校時代を終え、無事、念願の医学部に入学。「苦しい受験勉強をやり切ったんだ。少しは普通の大学生みたいに遊んでもいいよね」などと考える医大新入生は多いようです。しかし、医学部はそんなに甘いところではありません。

勉強は、もちろん大変。でも、ここで言う〝大変〟は、勉強ではありません。医大生を取り巻く環境です。極端に偏った環境は、大学に入っても続きます。そしてここでも、社会勉強はなかなかできません。

とくに〇〇医科大学のような単科大学の場合、大学＝医学部。専門学校のようなもので、そこで社会常識を身につけることはなかなか難しいのです。では、総合大学の医学部に入った場合はどうでしょう。一、二年生のときは法学部や農学部といった他学部の学生たちと同じキャンパスで学ぶことも多く、サークルに入れば他学部の学生たちと多くの時間を共有することができるので、世界を広げることもできます。ただ、それも二年生まで。三年生になればカリキュラムも違ってくるので再び孤立。医学部という〝偏った社会〟の住人に逆戻りというわけです。

また、医学部にも野球部やサッカー部のようなスポーツ系のサークルもありますが、一般の学生たちが入っているサークルと試合をしても、とても太刀打ちできません。

そのため、「西日本医科学生総合体育大会」や「東日本医科学生総合体育大会」といった医学部限定のスポーツ大会が存在します。

医学部だけの大学サッカー大会や大学野球大会なども、定期的に開催されています。

レベル的には、一般の大学生が全国一を目指して戦う「全日本学生選手権」(略称インカレ)とは雲泥の差ですが、それでも医大に通うスポーツ競技者が真剣勝負をする舞台はあります。

ただ、ここでも医学部限定。大学生になっても、〝離れ小島〟のような閉じられた場所でしか生きられないのが、医大生の宿命なのです。

薬を飲むのをやめたいとき

「少しの間、血圧の薬をお休みしたいのですが、どうでしょうか？」（賢いひと言）

「薬を飲むのをやめたい」場合は、言い方に少し工夫が必要です。というのも「薬をやめる＝その病院に通院するのをやめる」となる場合があるからです。

例えば、血圧の薬をもらうために毎月通院している人が、症状が改善されたから飲むのをやめたいと思ったとします。医者に「やめたい」と言えば、医者は「この患者さんはウチの病院に来なくなる」と思います。それは困るから、「薬はやめないほうがいい」と拒むかもしれません。

そんな気持ちの行き違いを避けるためには、**「少しの間、血圧の薬をお休みしたいので**

すが、どうでしょうか?」と質問してみるのがおすすめです。ここでのポイントは、「薬は少しの間やめてみたいけれど、通院をやめるわけではない」ということをきちんと医者に伝えること。患者さんから「**月に一回の検査はこのままお願いします。それで状態が悪くなってきたら、またお薬をお願いできますか？**」と聞かれれば、医者も「じゃあ、試しにちょっとお休みしてみましょうか」と言いやすくなります。

ちょっとした言葉の使い方次第で、医者は「話しにくい相手」にも「話しやすい相手」にもなります。

COLUMN

「アメリカ留学」の正体

医師のプロフィールに、「アメリカ・〇〇〇〇総合病院勤務」などと書かれていることがあります。それを見て、「へぇ、あの先生って、アメリカの病院でも働いていたことがあるんだ。すごいね」など、その医師に対して尊敬の眼差しを向ける人も少なくないでしょう。

しかし、実態はどうなのでしょう。確かに勤務はしていました。でも、医師として患者さんを診療していたかどうかは、じつは疑問なのです。

なぜなら、アメリカの病院ではアメリカの医師免許を持っていなければ、医師として診療はできないからです。日本の医師免許だけでは、診療はさせてもらえません。

もちろん、日本人でもアメリカで医師の国家試験を受けて医師免許を取得していれば開業も可能ですが、日本の医師免許を持っているだけでは、患者さんを診て薬を出したり、手術をしたりするのは不可能なのです。

では、一年も二年もアメリカに留学して何をやっていたのでしょう。

多くは独自の研究を行なったり、ネズミの実験のお手伝いをしたり……。実質的には、診療ではなく研究などに携わっているのが一般的です。

「二国間協定に基づく外国の医師の業務解禁関連事業」という厚生労働省の制度があり、本国の医師免許だけで海外での診察ができる枠があります。

現在「アメリカ・イギリス・フランス・ドイツ・シンガポール」の五カ国との協定が締結されています。

ひと口に「海外留学」と言っても、留学先の国によって制度はさまざま。「アメリカ留学」には、こんなカラクリもあるのです。

ほかの医療機関に紹介してもらいたいとき

「私はこの先もずっとこの病院で診察してもらいたいのですが、胃の検査を一度もやったことがないのです。一度、専門の病院で検査をしたいのですが、病院を紹介していただけますか？」（賢いひと言）

「主治医にもかかりつけの病院にも不満はないけれど、一度、専門の病院で胃の検査を受けてみたい。でも、主治医にはどうやって切り出せばいいのだろう」と思い悩んでいる患者さんは多いはず。主治医にはこの先もずっと診てもらいたいと思っていれば、なおさら言い出しにくいものですよね。

そんなとき、最初にしておきたいのは、「**自分はこの先もずっとこの病院で診察しても**

らいたい」という意思を伝えることです。その上で、**「胃の検査を一度もやったことがないので、一度、専門の病院で検査をしたいのですが、病院を紹介していただけますか？」「大学病院のリウマチ科で一度診てもらいたいのですが、紹介していただけますか？」**と尋ねてみるのがおすすめです。

最近は認知症の相談も多いですが、正直、認知症の〝特効薬〟はありません。認知症と診断されたら、かかりつけの町医者が診ても有名な大学病院の医者が診ても、できることは薬を出すくらいです。

それが分かっているから、医者は他の医療機関を紹介することを拒むケースも少なくありません。

それでも一回他の医療機関で診てもらいたいのであれば、例えば**「友人のお父さんが○○大学附属病院の認知症外来で薬を処方してもらったら、少し症状が改善したみたいなんです。ダメ元でウチの父も診察を受けさせてみたいので、わがままを言って申し訳ないの**

ですが、紹介状を書いていただけないでしょうか？」と言えば、医者も患者さん家族の気持ちを汲み取り、紹介状を書いてくれるはずです。

要は、「主治医のことは信頼している」としっかり伝えた上で、こちらの希望を伝えること。それなら主治医も嫌な気持ちにはなりません。

ましてや、紹介する病院や医者が自分の専門外の分野なら、紹介状を書くことは恥ずかしいことではないし、医者も堂々と紹介状を書くことができます。

COLUMN

紹介状を快く書いてもらうコツ

紹介状を書くのは時間がかかります。昔は名刺の裏に、「よろしく」とだけ書いて渡す先生もいました。もちろん、「糖尿病についてお願いします」と一言書くだけなら時間はかかりませんが、それでは相手の先生にも失礼だし、患者さん本人のためにもなりません。紹介状を書くとなれば、過去のデータなどを添えて、これまでの経過や治療方法なども書き込むことになります。それは、それなりに時間が必要です。

そのため、「すぐに紹介状を書いてください」というのは禁句です。急いでいたとしても「明日の午後に受け取りに来ますので、それまでにお願いします」、急いでいなければ「次に来るときまでにお願いします」など、時間に余裕を持ってお願いすることが大切です。さらに、「いい病院を紹介してください」と言うのもNG。何をもって「いい病院」とするのか分からないし、「いい病院を紹介してください」と言うのは患者さんが選択権を放棄し、医者に責任を押し付けることにつながるからです。

病院選びは、患者さんの自己責任。「友人が入院して感じがよかったと言っていたので、私も○○総合病院へ行ってみたいのですが、紹介状を書いていただけますか？」「調べてみたら△△病院のリウマチ科は評判がいいので、紹介状を書いていただけますか？」などと言ってみるのがおすすめです。また、自分で判断がつかなければ、「△△病院に娘の知り合いが勤めているので行ってみたいのですが、先生はどう思われますか？」と主治医に聞いてみるのもおすすめ。そうすれば主治医は、「分かりました。紹介状を書きましょう」あるいは「あそこは確かに評判がいいけれど、家からちょっと遠いですよね。だったら近くの□□病院がいいと思いますよ」といった言葉を返してくれるはずです。

どうしても自分では見つけられなかったら、「家の近くでよい病院を紹介してください」と言えば、医者は、患者さんの自宅近くの病院を紹介してくれます。

病院選択のすべてを主治医に任せるのではなく、自分の意見や病院選びの条件などを伝えた上で、医師の判断を仰ぐようにすることが大切です。

COLUMN

医者はどの時点から医者？

簡単に言えば、国家試験に合格し、医師として登録した時点で医者の看板を掲げることはできます。患者さんをきちんと診ることができるかどうかは別問題。何の研修もしないで開業しても、罪に問われることはありません。

また、歯科以外のあらゆる〝不調〟を診られるのが医師。医師免許は「医師免許」で、「皮膚科免許」や「内科免許」などのように科目別にはなっているわけではありません。ですから、医科大学を卒業したら、科目を問わず、すべての患者さんを診ることができるのが医者なのです。

しかし、医科大学を卒業したばかりの医者は、臨床の現場で一定期間経験を積むことが、昔から慣習的に行われてきました。なぜなら、医師免許を持たない学生は患者さんを診ることができないからです。医師免許を取得して、初めて患者さんを診ることができる。つまり、ここにきてようやくオンザジョブトレーニングができるというわけです。

以前はインターンと呼ばれ、医科大学卒業後、一年間は無報酬で働くことになっていました。

しかし、それは一九六八年に廃止され、数回の改正を経て、現在の臨床研修医制度になりました。

今は、数カ月ごとにさまざまな科を経験して医者としての基礎を身につける初期研修（二年間、まれに三年間とする医療機関もあります）と、専門領域についてより深く学ぶ後期研修（三年間）で構成されています。

医者は約五年間の臨床研修を終えたのち、自分が選んだ専門分野の医者として進んでいくのが一般的です。そして、さまざまな経験を積みながら、一人前の医師になっていくのです。

COLUMN

ミーハー患者さんの撃退術!? ～医者だって人間だ！～

「紹介状を書く」ことは、珍しいことではありません。でも、ここで最悪なのは「東京大学附属病院○○科の○○先生を紹介してください」と言われることです。「テレビの番組で特集されていた膵臓がんの権威の○○先生に診ていただきたいので紹介状を書いてください」と言う人が、ごく稀にいます。もちろん、本当に膵臓がんで大変な状態になっている方のリクエストなら、すぐに紹介状を書きます。

でも、ほとんどはミーハーな気持ちで、推しメンにサインをもらいに行くような感じで、リクエストしてくるようなケースです。どうしても紹介状を書いてほしいと言われれば拒否はしませんが、「どうしても先生のご尊顔を配したいとのご希望で」など、わざといやらしい文章を添えた紹介状を書くこともないことはないです。医者も人間です。

CTやMRIなど特殊な検査をしてほしいとき

「先日、テレビでこんな膵臓の検査を見ました。私も受けてみたいのですけれど、受ける意味はありますか？」（賢いひと言）

「じつは今まで先生にお話ししたことはなかったのですが、ときどき頭が痛むんです。一度脳の検査をしてみたいのですが、先生、どこか病院を紹介してくださいますか？」（賢いひと言）

「**先日、テレビでこんな膵臓の検査を見ました。私も受けてみたいのですけれど、受ける意味はありますか？**」、あるいは「**じつは今まで先生にお話ししたことはなかったのですが、ときどき頭が痛むんです。一度脳の検査をしてみたいのですが、先生、どこか病院を紹介してくださいますか？**」と聞いてみるのがおすすめです。

そう言われて、紹介を拒む医者はいません。書類を作るのは少し面倒ですが、検査をして何もなければ患者さんも医者もハッピーだし、何か見つかれば、それはそれでよかったということになるからです。

じつは、症状が何もない患者さんに主治医が検査をすすめるのは難しい。すすめたとしても、患者さんに「何も症状はないし、健康保険が適用されても検査費が一万円もかかるんじゃ、やりたくない」と言われてしまえば何も言えません。

だからこそ、患者さんのほうから検査をしたいと言うことが重要です。

自分の体調で気になっているパートやパーツ、家系的に要注意なパーツと病気を考えた上で、例えば「**ウチの家系は膵臓がんで亡くなる人が多いのですが、膵臓の検査をやったほうがいいですか？**」と主治医に聞けば、「それじゃあ、やってみようか」ということになります。

検査自体も日進月歩で、どんどん進歩しています。以前と比べても、今は検査も簡単になってきているし、検査だけを行う検査クリニックも増えてきています。保険医療でできるので高くもありません。

患者さんのほうから「一度、脳の検査をしてみたいんですけれど……」と言ってみましょう。そこで主治医が何と言うかです。「今まであなたをずっと診てきているけど、脳の心配はないと思うから、検査はしなくていいと思いますよ。それよりも、あなたはお酒をよく飲むから肝臓の検査をしたほうがいいよ」と言われれば、脳の検査ではなく肝臓の検査をすればいいでしょう。

「念のため、一度検査をしたほうが安心かもしれませんね」と言われたら、脳の検査をしてみればいいでしょう。患者さんからのアプローチも大切です。

病院選び、基本の「キ」！

ひと口に病院といっても、街のクリニックから大学病院までさまざま。そして、それぞれの病院には役割があります。

例えば、町場の個人病院には「かかりつけ医」としての役割、中堅の公立病院や医療法人・民間病院グループには「救急医療機関や重篤な病気の治療機関としての役割」といった具合です。

もちろん、中堅の公立病院や医療法人・民間病院グループに、風邪のような症状の患者さんが受診のために訪れたら、それを拒否することはできません。でも、高度な設備を揃え、卓越した知識や技術、経験を備えた医師たちが揃う中堅の公立病院や医療法人・民間病院グループで、風邪のような症状の患者さんを治療するのは、ある意味、設備や人材、時間の無駄遣いです。だから、それぞれの役割に合った患者さんを診療することが、患者さんにとっても病院にとっても好ましいというわけです。

体調がすぐれないときは、まずはかかりつけ医の役割を担う個人病院で診てもらいます。その上で、個人病院で治療可能なら、そのまま個人病院で治療してもらいます。

しかし、個人病院では治療が難しいと医者が判断した場合は、紹介状を書いてもらい、中堅の公立病院や医療法人・民間病院グループや大学附属病院で診療を受けます。この手順こそが、じつは効率的に診療を受ける秘訣なのです。

実際海外では、個人が直接大きな病院で診療を受けることはできないルールになっている国があります。例えば、英国ではエリアごとにGP（General Practice）と呼ばれる「かかりつけ医」が存在しています。住民は体調不良などを感じたときは、まずはGPに行きます。そこでGPが専門医にかかる必要があると判断すれば、GPが紹介状を書いてくれるという仕組みです。

この方式は、患者側にとっても病院側にとっても理想的。これなら大きな病院が混むこともないし、医療崩壊も起こりません。日本でも二〇年ほど前までは、このシステムを導入しようという動きがありました。しかし現在は、包括医療への指向が高まっています。

院内スタッフに対する不満を伝えたいとき

「院長先生も看護師長さんも優しいからずっと通っているんだけれど、最近、スタッフの子たち、ちょっと冷たい感じがするのよ」「忙しいからかもしれないけれど、診療が終わった後、お会計をするまで結構、時間がかかるのよね」（賢いひと言）

まずは、病院のキーマンが誰かを探ることです。通常は、院長か看護師長、事務長みたいな人。一人開業医の医院なら、医者の奥さんと思われる人。そういう人たちは管理者なので、普段からスタッフには目を配っているし、スタッフがどのように思われているか、あるいはきちんと働いているか、目を光らせています。そのため、患者さんたちの不満もきちんと聞いてくれます。本来は院長が統括責任者なので、院長に言うのがいちばんですが、忙しい院長には言いにくいときは、キーマンに話すのが得策です。

ただし、悪口にならないようにすること。例えば看護師長さんに話すなら、「**院長先生も看護師長さんも優しいからずっと通っているんだけれど、最近、スタッフの子たち、ちょっと冷たい感じがするのよ**」「**忙しいからかもしれないけれど、診療が終わった後、お会計をするまで結構、時間がかかるのよね**」といった言い方にします。「**看護師長さんは優しい**」と言ってヨイショをしておけば、師長さんが気を悪くすることはありません。

しかし、「だからこうしたほうがいい」「だからあの人をクビにしろ」などと言うのは絶対にNG。「私の通っている整形外科はこんな雰囲気なんですよ。先生のところも頑張ってくださいね」というのもダメ。「頑張ってくださいね」という言葉は、けなしていることになるからです。

一般に、誰がキーマンか分かるようなクリニックは、うまくいっている病院。

「スタッフはみんな親切」と感じたら、キーマンにそれを伝えてください。その上で不満があれば、「**スタッフはみんな親切なんだけど、最近ちょっとスタッフの雰囲気が変わりましたよね、気のせいかもしれないけれど……**」とキーマンに言ってみましょう。「クレームはヨイショとセットで伝える」を、お忘れなく！

COLUMN

大学の附属病院の患者さんは〝実験台〟!?

大学の附属病院は、文字通り、医科大学あるいは医学部を持つ大学に付属する病院です。そのため、一般の病院とは役割が大きく異なります。大学の附属病院は、治療が三分の一、研究が三分の一、教育が三分の一。つまり、治療以外の役割が極めて高い病院なのです。

役割の一つである教育に関していえば、大学附属病院は医学部六年生のためのプレクリニック。まだ医者になっていない五年生や六年生も、やはり練習は必要です。そこで、教授の後について患者さんのところへ行き、教授が診察する傍らに立ち、教授から「君も心臓の音を聞かせてもらいなさい」と促されて患者さんの心臓の音を聞かせてもらいます。教授が「この人は心臓弁膜症です。これが弁膜症の音です」と説明し、学生たちは実際に患者さんと接しながら、いろいろなことを覚えていくというわけです。

通称ポリクリ（臨床実習）と呼ばれるもので、そういう授業が大学の附属病院では日常的に行われています。つまり、大学附属病院は医学教育の場でもあるのです。

また、必要のない検査はしませんが、患者さんの体をいろいろと調べたり、薬を出したりするのも大学附属病院の常。

大学の附属病院は「研究」の役割も担っているからです。「研修医に治療されたし」「新人にいじくり回された」などと怒る大学附属病院の患者さんは少なくありませんが、それはお門違い。大学附属病院とは、そういう場所なのです。

「研修医だから不安」と話す患者さんもいますが、研修医も立派な医者。資格を持っているから医療行為ができるわけで、研修医だから何もできないというわけではありません。経験は少ないけれど、知識はもしかしたら年配の先生より多いかもしれないのです。

それでも「研修医に治療されるのは怖い」「たくさん検査をやらされるのは嫌」と思うなら、大学の附属病院は避けましょう。

専門外の病気について聞きたいとき①

「先生に専門外のことを聞くのは大変失礼なのですけれど……」（賢いひと言）

まずは、いつもの診療の前に、「**今日は膝のことも伺いたいのですが……**」「**母のことで伺いたいことがあるのですが……**」など、質問がある旨を予告すること。その上で、「**先生に専門外のことを聞くのは大変失礼なのですけれど……**」と言って切り出します。言外に、「もし知っていたら教えてください」という患者さんとしての思いを込めましょう。

つまり、先生を追い詰めないこと。医者のほうも「分かる範囲で答えますよ」というスタンスになれます。逆に、「先生はお医者さんだから何でも知っているでしょう。だから、教えてほしいんだけど……」と言われたら、医者はプレッシャーを感じます。だからといって、「専門外だから先生は知らないだろうけど……」と言うのは、当然、NGです。

専門外の病気について聞きたいとき②

「親の話なんですけれど、いいですか？」（賢いひと言）

ひと言添えた上で、自分のことを聞くのは問題ありません。でも、親のことを聞くのは、じつはズルをしていることになります。

というのも、親の話を聞いて医者が答えることは、れっきとした医療行為。本来なら親の保険証を持ってきてもらい、カルテを作成し、親の名前で保険請求する必要がある診療行為なのです。

保険請求もせずに診療だけしてもらうというのは、患者さんはズルをしているということ。ですから、親のことで聞きたいことがある場合は、話をする前に「**親の話なんですけれど、いいですか？**」と聞いてみましょう。

医者としては、簡単なアドバイス程度ならさほど問題にはなりません。しかし、例えば「親が末期がんなのですが、医者からは手術をすすめられました。先生はどう思いますか？」と聞かれ、「手術はしないほうがいいと思います」と答えたことで、親御さんの人生を左右してしまうことになったら、後々大問題になる可能性もあります。そのため、いくら親しくしている主治医だとしても、自分のこと以外のことは聞かないというのが基本です。

アドバイスをもらったあとは、医者も気にかけているので、後日、その後の経過を伝えることをお忘れなく！

COLUMN

飛行機の機内で病気の人の診察を頼まれたら

飛行機の機内という限られた場所である以上、パイロットもキャビンアテンダントも「完ぺきな処置」を求めているわけではありません。

しかも、機内に備えられている設備や医療器具、薬も限られています。そのような中で、適切な判断をし、処置できるかどうか、正直、確信は持てないというのが多くの医者の本音でしょう。しかも、その乗客が亡くなってしまい、遺族が手当てした医者を訴えたら……。

「こんなことになるくらいなら見て見ぬふりをしてしまえばよかった」と考える医者も出てくるでしょう。

また、緊急着陸するべきかどうかの意見を求められるのも、医者としてはプレッシャーです。例えば、パリ行きの飛行機のなかで、乗客の一人が苦しみ出した。そのときに、「今ならパキスタンに緊急着陸することができます」と言われたら、多くの医者は言葉につまると思います。路上で倒れた人を介抱しているときに、「救急車を呼びましょうか」と言われたら、迷うことなく「お願いします」と答えます。でも、飛行機を緊急着陸させたとなれば、大きな責任を背負うことになります。他の乗客に多大な迷惑をかけることにもなります。簡単に「はい、緊急着陸してください」とは言えません。

ただ、医者が診たのにその人は最終的に病状が悪化して亡くなってしまったとしても、診た医者の責任は問わないという、正式ではないけれど、暗黙のルールがあります。

ベースになっているのは「よきサマリア人法」で、これは「負傷者や病人を助けるために無償で善意の行動をとった場合、結果的に負傷者や病人の状態が悪化したり、死亡したりしても、救助者に重大な過失がない限り、その責任は問わない」という法律の総称です。名称は、新約聖書ルカ伝に出てくるケガをした旅人を介抱する話に由来しています。

この「よきサマリア人法」が、ちゃんとオフィシャルになってくれたら、医者はもっと堂々と協力することができるのですが……。

自分の不調の原因である病名が知りたい

「今、疑われる病名は何ですか？」（賢いひと言）
「現時点で、どんな病気だと考えておけばいいですか？」（賢いひと言）

患者さんに聞いてみると、意外と自分の病名を教えてもらっていないことに驚きます。でも、今の保険診療のルールでは、医者が料金を請求するときに、病名をつけないと保険金はおりません。つまり、病名がないということはあり得ないのです。ただ、初診ですぐに正しい病名がつくとは限りません。

ですから、初診のときには「**今、疑われる病名は何ですか？**」と聞くのが正解です。「私の病名は何ですか？」と聞けば、「そんなのは分からない。これから調べるんだから」という返事が返ってくるだけです。でも、「**今、疑われる病気は何ですか？**」「**現時点で、どんな病気だと考えておけばいいですか？**」と聞けば、「たぶん風邪だと思うけれど、肺炎も否定できません」といった答えが返ってくるはずです。

また、もっとざっくりした答えでもよいなら、「**カラダの臓器のどこが悪いんですか？**」と聞いてみましょう。喉の病気、肺の病気、胃腸の病気など、おおざっぱなことが分かるだけでも安心感は違いますし、次の手も打てます。

というのも、その後、同じような症状で別のクリニックを受診した際に、初診のときの医者の判断が病名確定の重要な手がかりになるからです。

医者の間では「後出しジャンケン」とも「後医は名医」とも言いますが、最初の医者より二軒目の医者、二軒目の医者より三軒目の医者のほうが的中率は確実に上がります。

一軒目の医者は全部の病気を考えなければいけませんが、二軒目、三軒目となってくれば病気は確実に絞りやすくなります。最初の医者が「新型コロナウイルス感染症の疑いあり」と残しておいてくれれば、次の医者は「コロナ疑いでこの経過だから、この患者さんは少なくとも新型コロナウイルス感染症ではないな」と、病名をどんどん絞り込むことができます。

診察して薬をもらうだけなら、薬屋へ行くのと同じ。病院へ行って診察を受けたのなら、その時点での病名を聞かないのは損です。もし、教えてくれなかったり、機嫌が悪くなったり、「黙って俺の薬を飲んでおけ」という態度の医者なら、さっさと次の病院に行ったほうがいいです。

無医村ならいざ知らず、これだけたくさん病院がある現代では、患者も堂々と権利は主張するべきです。ただし、医者と喧嘩をして損をするのはつまらないので、上手に言うこと。喧嘩はせずに、聞きたいことは聞く。賢い患者さんになりましょう！

患者さんのそのひと言が頼りになる医者を育てる

最近は、開業を目指さないサラリーマンドクターも増えています。総合病院に就職したり、医科大学の医局からさまざまな総合病院に派遣されたり……。

昨今は、公立病院も複数の総合病院を抱える私立病院グループも、特定の医科大学の医局と結びついていることが多いです。そこで、公立病院も市立病院グループも、医師が不足すれば結びつきの強い医大の医局に連絡をして、医者を派遣してもらうのが一般的です。

医局から派遣される医者は、同じ病院にずっと勤務するというよりは、数年単位で病院を移っていくケースが多いです。

昔はこんな話をよく聞きました。医者としての実力はあってもコミュニケーション能力が極端に不足していたり、人と接することが苦手だったりする〝困ったちゃん先生〟がいました。どこの病院も、そんな〝困ったちゃん先生〟を雇っているのは嫌です。

そこで医局は「〝困ったちゃん先生〟を引き取ってくれるなら、ウチでいちばん優秀な先生を一緒に派遣しますよ」と病院に約束します。こんな〝抱き合わせ作戦〟で難局を乗り越える医局もあったそうです。今は、そこまでの〝困ったちゃん先生〟はいないそうですが……。

医者とはやっかいな生き物です。でも、操縦法さえ覚えてしまえば、これほど頼りになる存在はいません。だからこそ、患者さんは医者の操縦法を身につけるべきです。そうすれば、医者も患者さんも気持ちよく病に立ち向かうことができます。

COLUMN

お医者さんへのお礼って、どうすればいいの?

公立病院などでは、一切受け取ってくれませんが、一般的なお付き合いのレベルであれば、私は問題はないと考えます。患者さんのために誠心誠意頑張った自分の行為に対するお礼であれば、医者としては素直に嬉しいもの。

ただし、「お礼をもらったから頑張る。お礼をもらわなかったから頑張らない」という医者はいません。もちろん、金額の多寡で態度を変える医者もいません。また、お礼を渡すタイミングは、退院日の前後がベスト。人の目があるところは、できるだけ避けるようにしましょう。

「大げさにしたくない」というのであれば、お中元やお歳暮のように季節のごあいさつとしてお渡しするのもおすすめです。

私的偏見専門分野別性格分析

総合内科

医師のあるべき姿で、あらゆる知識が必要

かかりつけ医の役割を果たすのがこの総合内科で、「どうしました？」で始まる診療の第一歩となる科目。最終的にどの科を受診すべきかを判断するのも仕事。増員が望まれている。

循環器内科

外科の領域を荒らす〝やりたがり〟

カテーテルが発達したことで、以前は胸部外科にお願いしていた狭心症や心筋梗塞などの治療を、循環器内科で行うことができるようになった。カテーテルの技術が高ければ転職も有利。

消化器内科

「管屋」と呼ばれる、カメラ一本渡り鳥

胃カメラ（上部内視鏡）で胃がんなどの手術もできるため、外科手術に頼ってきた疾患の治療も消化器内科でできるようになった。胃カメラの技術が高ければ、ヘッドハンティングも……。

腎臓内科

透析専門は、のんびり安泰

人工透析は週三回くらい必要なので、一人が月一二回。一回につき○万円なので、透析の患者さんさえある程度確保できれば安定感は抜群。ただ、新しいことがなく、面白くないとも言える。

代謝内分泌内科

患者さんの手前、太れない

糖尿病や肥満症といった生活習慣病の診断・治療・管理を行う。患者さんのカロリーコントロールを行うことも多く、最近は痩せている医師が増えてきている。

胸部外科

内科に仕事を取られて先細り

かつては胸部外科の守備範囲だった狭心症や心筋梗塞などの手術も、カテーテルが発達した今は循環器内科の範ちゅう。外科の領域はどんどん狭くなってきている。

脳外科

手先が器用で、切り傷を縫ってもらうとキレイに

脳の血管はものすごく細い上、離れたところから小さな穴をあけて施術するため、手先が器用な人が多い。ケガをしたときにたまたま当直の先生が脳外科医だと、細かくキレイに縫ってくれる。

整形外科

昔はおおざっぱで親分肌　術後の飲み会は今でも焼き肉

大酒飲みで、豪快な人が昔から多い。また、外科の医者は〝やりたがり〟。「手術はしてもしなくてもいい」という人が来たら、「手術はしないで様子を見ましょう」とはまず言わない。

産科・婦人科

産科は訴訟の多い絶滅危惧種

今でも死産は一定数あるが、生まれて当たり前という意識があるから死産となれば訴訟になる。儲かってはいるが、儲けの半分近くは訴訟と賠訟保険の掛け金になっているという話もある。

救命救急科

40歳を過ぎたらできないハードな仕事

若い頃に一度は経験しておきたい科目だが、いつまでもできるものではない。コロナのときには、いちばん苦労をしてきた。能力の高い、情熱と体力のある人しか務まらない。真面目な人が多い。

皮膚科

いざとなったら美容外科に転身

医師向けの求人雑誌やサイトには、「三カ月の研修で、未経験のあなたも美容外科医になれます」といった広告が出るほど、美容外科医は医師免許さえ持っていれば誰でもなれるらしい!?

精神科

学校の成績はいいが、対人関係が苦手

精神科はかなり難しく、論文はフランス語が多い。診療をするなかで患者さんに懐かれすぎるのを避けるため、ほとんどの医師は患者さんの顔を見ないで話す。

眼科

9時5時に憧れる家庭優先の医師が多い

診療科目のなかでいちばん人気。理由は、救急も汚い仕事もないから。大学病院でも9時5時で帰れる。女性で子育てしたい人が多い。コンタクトレンズクリニックのドクターという道もある。

リハビリテーション科

脳外・整形の後始末を担当、励まし上手で面倒見がいい

脳梗塞や整形の手術をした後のリハビリテーションを担当。動かなくなった患者さんの手足を徐々に動かしていき、日常生活に戻れるようにする。手術後の訓練に欠かせない存在。

呼吸器内科

がん・脳卒中の最後の砦　頭が下がる

人間が死ぬ直接的な原因は、だいたい肺炎。そのため、最後の最後は「呼吸器内科の先生、よろしくね」ということになり、難しい状況に直面することが多い。

小児科

万能選手で、誠心誠意頑張る希望の星

小児科の先生がいちばん勉強していて、内科のことはもちろん、外科のことも詳しい。ただ、モンスターペアレンツも多く、なり手がどんどん減ってきているらしい。

耳鼻科

三月と八月は大忙しで、季節変動が大きい

患者さん一人当たりの診療報酬が低く、薄利多売の診療科。スギ花粉症の三月と、プール中耳炎の八月は患者さんが列をなす。難聴や鼻血で相談するなら、その季節を外すのが賢明。

泌尿器科

頻尿や尿漏れなど最近は女性の患者も多い

手術ではダビンチと呼ばれるロボット手術が早くから導入され、最新機器の好きなドクターの入局も多い。女医さんも増えてきている。

消化器外科

スマートな腹腔鏡手術がメインになりつつある

「切った張った」「分からないなら試しに開けてみよう」という親分肌の先生が多かった。今では胃カメラ、大腸カメラによるがん治療が進化し、消化器内科に押され気味。

膠原病内科

日々の情報更新が必須な忙しい科

膠原病は厚生省指定難病だけでも三〇種類近くあり、新しい病気がどんどん見つかっている。治療は最新の分子標的薬が劇的に進歩しており、一年経つと知識が時代遅れになるという。

第2章

これはやっちゃダメ!
医者がいちばん嫌がる〝NG行為〟

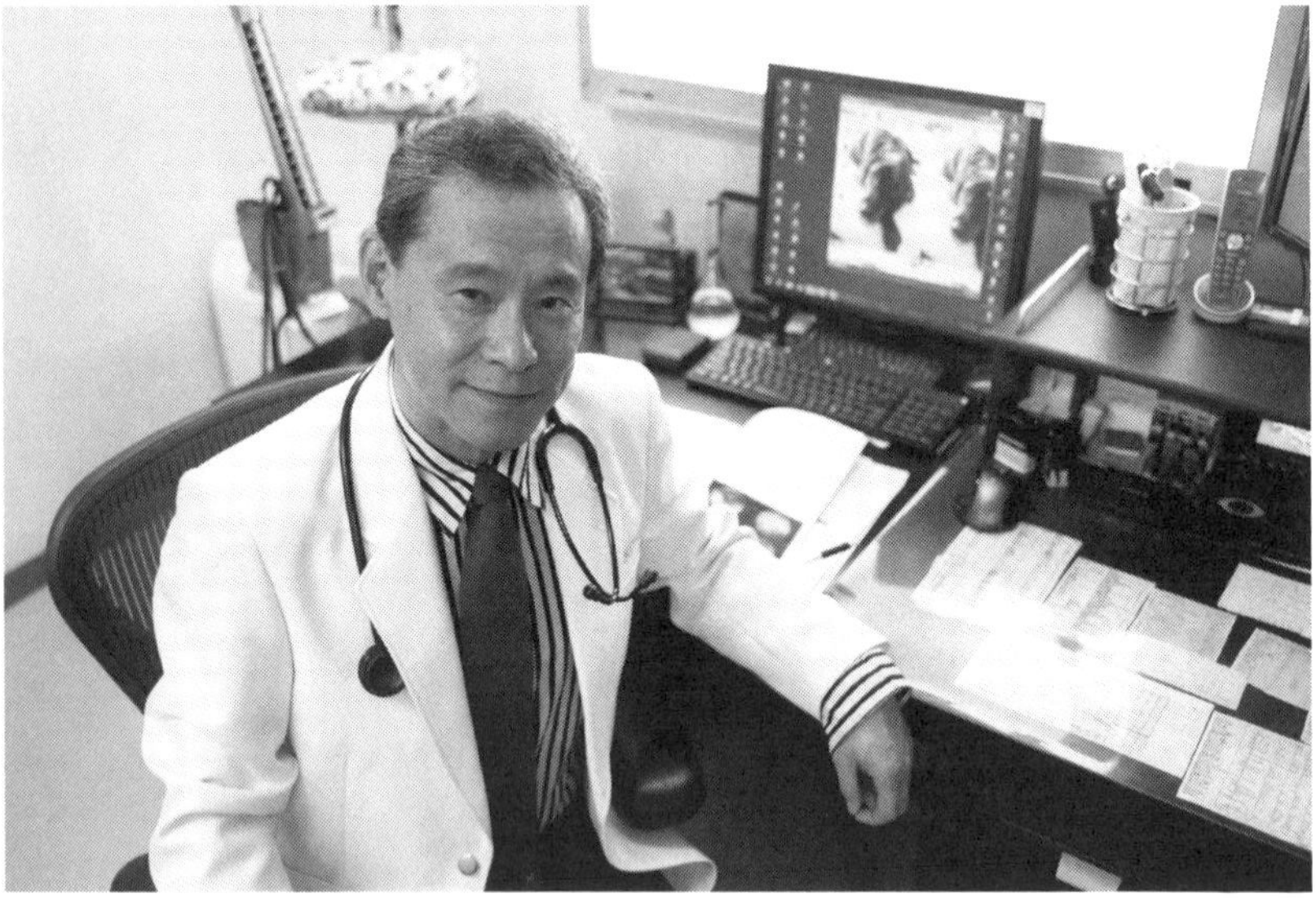

薬を指定通りに飲まない①

「あなたのカラダを考えて処方を工夫しているのに……」（医者のつぶやき）

医者は商売として医者という仕事をやっています。これは当然のこと。ただ、金儲けだけで医者をやっているわけではありません。

医者は、「病に苦しんでいる人を助けたい」「病気を治したい」「病気の人を減らしたい」など、使命感を持って医者という仕事を続けています。

だからこそ、治療のために薬を出したり、慎んだほうが良いことなどをアドバイスしたりする行為に対して協力してくれない患者さんを前にすると、多くの医者は機嫌が悪くなります。

「あなたの病気を治すためにこうしているのに、その態度はなんだ」と思ってしまうわけです。

その典型の一つが、「薬を指定通りに飲まない」ことです。

例えば、一日三回飲まなければいけない薬なのに、朝と晩の二回しか飲んでいなかったり……。

「昼は仕事でバタバタしていると、つい忘れてしまって……」と言うなら、医者も「仕方がないな」と思います。でも、「面倒臭いから昼は飲んでない」と言われたら、さすがに「カチン」ときます。

薬を指定通りに飲まない②

「その三週間の間に倒れたらどうするんですか。私は責任を持てませんよ」（医者のつぶやき）

「薬をもらいに病院に行くのが面倒くさい」などの理由で、一日分の分量の半分しか飲まず、一カ月分の薬を二カ月に飲み延ばす患者さんもいます。

一日二回、あるいは三回飲まなければいけない薬だからその分の薬を出しているのに、指定通りに飲んでいないのなら、「私は責任を持てませんよ」と医者は思ってしまいます。

また、「薬はなくなってしまったんだけど、忙しくて病院に来ることができなくて、この三週間薬を飲んでいません」と言う患者さんもいます。

医者としては、「その三週間の間に倒れたら、どうするんですか」と怒りたくもなります。

倒れたときに、すぐに薬を飲めばよくなるような病気ならいいです。でも、その三週間の間に倒れて半身不随になったら、どうするのでしょう。薬を飲み直したとしても、その半身不随は治りません。

「私はあなたのカラダを治そうと思って、いろいろ考えて薬を出しているのに、その通りに薬を飲まないのであれば、お好きなようにしてください。ほかの病院に行ってくださ い」と医者は思います。

医者は必要以上の薬は出さないし、逆に必要のない薬を無理に飲ませたら犯罪になってしまいます。

医者は、患者さんのカラダのことをトータルで考えていちばんベストだと思う薬を出しているので、それは必ず指定通りに飲むことが重要です。

薬を指定通りに飲まない③

「正直に言ってくれてありがとう。方法はいろいろありますよ」（医者のつぶやき）

本当に仕事が忙しくて頻繁に病院に来ることができない人や、お金がなくて薬代を節約したいという人は少なくありません。

そういう人は、医者に正直に言いましょう。

例えば、薬の価格はさまざま。糖尿病の最新薬は一錠五〇〇円ですが、昔からある薬なら一錠六円。もちろん、効果の違いは多少あります。でも、どちらも糖尿病の薬です。「薬代を節約したい」と医者に言えば、基本的に安い薬に変えてくれます。

この章を通して言えるのは、どれだけ真剣に病気を治そうと思っているかを医者に伝えることです。正当な理由があれば、医者はよい方法を考えてくれるはずです。

COLUMN

人恋しい麻酔科医

テレビドラマ「ドクターX」の大門未知子先生の相棒である、内田有紀演ずる城之内先生は、フリーの麻酔科医。病院や大学に属さず、週に二、三日だけ依頼を受けて、あちらこちらの病院で麻酔科医としての仕事をするドクターは、実際にたくさんいるそうです。とくに女性の場合、家事や育児と仕事を両立できる、効率のよいアルバイトと言われています。

でも、そんな麻酔科医は、損な役回りの仕事だということを知っていますか？病院勤務の麻酔科医は、基本的に外来を担当しません。病棟でも、患者さんを受け持つことはほとんどありません。

通常は、自分が麻酔を担当する手術患者さんがいると、内科、外科、麻酔科の合同カンファランスで、カルテやデータを確認。手術前日に、初めて患者さんのところに行って挨拶をします。

そして、「はじめまして。明日、麻酔を担当する、○○です。ちょっと診察させてください」と言って、点滴をするための血管をチェックしたり、気管挿管のためにのどの形状を確認したりします。

当日の手術室の中では、患者さんはすぐに麻酔がかかって、意識はなくなります。さらに手術終了後は、麻酔が切れても患者さんの意識は混濁しているし、病室に戻ったときも、まだ意識は朦朧としています。

手術のトラブルがなければ、その後、麻酔科医が患者さんと顔を合わせる機会は、まずありません。退院時に、「退院おめでとう！」「ありがとうございました！」のやり取りもないのが普通。手術を支える縁の下の力持ちであり、大変重要な仕事なのに、患者さんから直接感謝の言葉を言ってもらえる機会は、ほとんどありません。

ただ、独立開業すると、麻酔科ではなくペインクリニックとして仕事をする人が多いです。なので、ここにきて初めて、「先生のおかげで、長年の痛みが取れました。ありがとうございました」という嬉しい声が聞けるのです。

勝手に薬の飲み方を変える

「あなたは医者か教授か？　嫌なら自己責任で勝手にして！」（医者のつぶやき）

これは血圧の薬に多いケースです。家で測ると一二〇ぐらいなのに、病院に行くと一六〇ぐらいに上がってしまう。病院に行くと高くなってしまうけれど、家にいるときは低いので、三つある薬を一個しか飲んでいないという患者さんは少なくありません。

医療は、患者さんに何かあれば、すべて医師の責任になります。つまり、患者さんが脳出血を起こして倒れたら、「どうしてそんな指導したんですか」「どうしてそんな薬の飲ませ方をしたんですか」と医師が責められることになります。

訴訟が怖くて言うわけではありませんが、患者さんが自分で勝手に薬を減らしておいて、症状が悪くなったら「先生、助けて」と言うのはおかしいわけです。

医者としては、「あなたは医者か教授か？　嫌なら自己責任で勝手にやって」という気分になります。

薬は「一日三回」「一日二錠」といったように、医者の出した分量を守ること。それが嫌なら、「減らせませんか」「一日一錠にできませんか」と医者に質問してみることが大切です。

医者と協力して薬の飲み方を変えるのは、いくらやってもいいです。でも、自分で勝手に減らすのは、医者に嫌われるだけでなく、自分のカラダにも関わってきます。

最悪の場合、死に至ることも否めません。自分で勝手に薬の飲み方を変えるのは、絶対にダメだということは肝に銘じておきましょう。

COLUMN

抗生物質処方派 ｖｓ 抗生物質処方しない派

患者さんのなかには、「あそこが痛い」「ここの調子がよくない」などと訴え、あれこれ検査をさせたあげく、「先生、あの薬とこの薬と、それから抗生物質もください」と言ってくる人がいます。

しかし、薬もタダではありません。医療費削減を考えても、闇雲に薬を出すわけにはいかないのです。

しかも、抗生物質は人間だけが使っているわけではありません。というより、人間が使っているのは、世界でつくられている抗生物質の約三割。残りは、牛のエサやハマチの養殖などに使われているのです。

当然、それらの抗生物質は牛やハマチの体内を通して人間のカラダに入り込みます。それが、耐性菌が増える原因のひとつにもなっているといわれています。つまり、抗生物質は必要がなければ使わないほうがカラダのためにはよいとも言えるのです。実際、厚生労働省は「抗生物質の使いすぎを是正しましょう」

と指導しています。

とはいえ、抗生物質の効力は絶大です。そのため、積極的に抗生物質を使う医師と、できるだけ使わないと主張する医師が、同じ病院内でも存在します。

抗生物質ではなく解熱剤の話ですが、こんな話がありました。

某総合病院の小児科には、解熱剤を使うグループと使わないグループが存在しました。

ある夜、三八度の熱を出した赤ちゃんが急患で運ばれてきました。担当したのは、解熱剤を使わないグループのA医師。「赤ちゃんは頑張って熱を高くして、ウイルスと戦っています。だから、熱を下げてはいけません。薬は少し出しますが、解熱剤は使いません。冷たいタオルを額に当てて冷やしてあげてください」とA医師は言いました。

翌朝、まだ熱が下がらない赤ちゃんを見て、お母さんはB医師に「熱が下がらない」と訴えました。B医師は、解熱剤を使うグループの医師。「解熱剤を飲ませていないなんて、可哀想じゃない。解熱剤を飲ませ、熱を下げましょう」

とB医師は言いました。

どちらも間違いではありませんね。

ただ、考え方が少し違うだけ。

A医師は、「赤ちゃんの自然な治癒力を信じて、任せましょう」と考え、解熱剤を出しませんでした。一方のB医師は「薬を適切に活用して、患者さんの苦しみを取り除いてあげましょう」と考えて、解熱剤を使いました。

この場合は、どちらも正しいです。

ただし、薬を必要以上にたくさん出すのは考えもの。三種類以上薬を出す医者は、あまり信用しないほうがいいでしょう。

一方、抗生物質などの薬を出すときに、何のためにこの薬を使うのかを説明してくれる医者は良心的。信用してもよさそうです。

同じ質問を毎回する

「あれだけ丁寧に説明したのに、また同じ話を一から」（医者のつぶやき）

認知症の場合は仕方がありませんが、そうではないのに「どうして私はこの薬を飲んでいるんですか？」「コレステロールが高いと何が悪いんですか？」「膝が痛いのはなぜ治らないんですか？」といった質問を、病院に来るたびにする患者さんは少なくありません。

もちろん、医者はこういった質問にも、一回は丁重に説明します。でも、それだけでは終わらない患者さんは、意外と多いのです。

本人としては、納得するまで聞いてみたいのかもしれません。「同じことを何度も質問する」と医者に思われていることは承知の上で、自分にとって好ましい答えが返ってくることを期待して何度も聞いてしまうこともあるでしょう。

医者も、暇なときは付き合います。でも、忙しく、次の患者さんが待っているときなどにこれをやられてしまうと、医者は「ああ、またか」と思ってしまいます。

医者は行った医療行為をカルテに書いておくので、患者さんの質問に答えた内容もカルテに記してあります。つまり、前回も前々回も同じ話をしていることは、医者も十二分に分かっているのです。

「あれだけ丁寧に説明したのに、また同じ話を一から」と医者をガッカリさせないためにも、必要以上に同じ質問はしないように心がけましょう。

COLUMN

ある研修医の一日

今は働き方改革が進み、研修医の一週間の就労時間は四〇時間と決まっています。朝九時から夕方五時までの八時間が就労時間で、週二日は休みという計算です。でも、それは建前で、実際は朝八時からオフィシャルなカンファレンスや勉強会が行われるのが一般的。勉強会とは、その日担当の研修医があらかじめ選んでおいた外国語の論文の内容をみんなに説明するというものです。

もちろん、英語の論文に親しみ、内容をきちんと理解するために他者に内容を説明するというのは、とてもいいことです。勉強会に参加している他の研修医から質問されたり、指導医から突っ込まれたりすることで、鍛えられてもいきます。外科なら、手術する人のカルテを見ながら術前検討会が行われます。

つまり、仕事の前に業務以外のことをやらなければいけないわけです。業務は九時からでも、八時には勉強会や術前検討会が始まるので、七時三〇分くらいには病院に着いていなければいけないことになります。さらに九時になれば担当する入院患者さんのところへ行けるかというと、そうとも限りません。九時から外来の補助の仕事が入っていて、ようやく担当の入院患者さんのところへ行くことができたと思ったら、すでに午後二時すぎ。これでは夜中に何かあったら大変だと、勉強会や術前検討会が始まる前に患者さんのところへ行くようになります。そうなると、病院に到着する時間は、さらに前倒しになります。

また、教授の診察の手伝いも研修医の仕事。教授が患者さんから話を聞いている間に、患者さんの血圧を測ったり、電子カルテに必要事項を書き込んだりしながら教授の診察を見て、診察の仕方を学んでいきます。ほかにも心臓のエコー検査やカテーテルの検査を見学したり、途中までやらせてもらったり……。それらが一二時に終わることはないので、午後二時すぎに一五分ほどで昼食を終え、ルーチンの仕事の合間をぬって病棟に行き、担当の患者さんを診るといった具合です。要領のいい研修医でも、病院を出るのは午後七時くらい。そうじゃない研修医は勉強会の資料を作ったり、オフィシャルではない医局会に顔を出したり……。気がついたら午後九時近くなっていて、家に帰るのも面倒になって朝まで病院でゴロゴロしている研修医も少なくありません。

働き方改革で改善されたとはいえ、研修医の日常はなかなかハードです。

よその医者の悪口を言う

「よそに行けばウチの悪口を言っているんでしょ」（医者のつぶやき）

「あそこの整形外科に行ったら、診察もほとんどせずにリハビリのマッサージをしておしまい。それなのに、また来るように言われた」「あそこの皮膚科に行ったら、同じ薬なのに一週間分しかくれない。すごく感じが悪かった」など、よその病院や医者の悪口を言う患者さんも意外と多い。

それはそれで、意見としては間違っていません。でも、医者としては「よその病院の悪口をウチで言っているということは、よその病院ではウチの悪口を言っているに違いない」と思ってしまいます。

そうなると、「この人はそういう性格だから、なんとなく嫌だなぁ」「親身になって相談に答えても変に取られたら損だから、あまり話さないようにしよう」など、コミュニケーションが疎遠になっていきます。

逆に、「あそこの整形外科、すごく感じがよかったですよ。あんな整形外科、初めてです」など、よその病院を褒める患者さんは「ウチの病院のこともよその病院で褒めてくれているかもしれない」と思い、医者も気分がよくなります。

医者と良好な関係を築きたければ、よその病院のことであっても悪口は厳禁。よその病院のことを話したければ、褒めるのが鉄則です。

COLUMN

給料激減！　開業医の厳しい現実

「晴れて自分のクリニックを持ったのはいいけれど、想像していた暮らしとまったく違う」と嘆く開業医は少なくありません。

厚生労働省が公表している「第二三回医療経済実態調査（医療機関等調査）報告」によると、開業医の平均年収は約二八〇〇万円。そこから所得税や住民税、社会保険料などを引いた手取額は約一六〇〇万円。

これを聞いて、「なぁんだ、やっぱり開業医は高収入なんだね。それで想像していた暮らしとまったく違うなんて、贅沢もいいところだ」と思う人は多いでしょう。でも、この一六〇〇万円を全部使えるわけではありません。

一般的に開業医は、クリニックを開く前に個人で銀行などから借金をしていますから、この手取額(可処分所得)から銀行等に返済をしなければなりません。

例えば、月々の収入が一〇〇万円だったとします。そこから所得税や住民税などを引かれると、手取額は七〇万円ほどになり、ここからさらに銀行へ毎月三〇万円返済すると残りは四〇万円。

開業から五年間くらいは、勤務医だった頃の収入の三分の一ほどになってしまう開業医も多いのです。

さらに、クリニックはだいたい賃貸なので、家賃を払わなければいけません。医療行為を行うためにはさまざまな設備が必要で、その費用も払わなければいけません。看護師さんに給料を払う必要もあります。

たとえひと月の売上が三〇〇万円あったとしても、それらの経費を払ったら、自分の給料分の一〇〇万円が残るかどうか。軌道に乗ればいいけれど、それまでは経済的にも非常に大変だというのが現実です。

ただ、個人病院を続けている医者は、医療が好きで、患者が好きで、治療が好き。医師として、情熱をもって患者さんと向き合っている人が多いと思います。

処方内容のリクエストをする患者

「ウチは命令通りに薬を渡す、便利薬屋じゃない！」（医者のつぶやき）

「咳が出るので薬を出してください」と言われて薬を出すと、「この薬ではなく、私はあの薬が欲しいんです」と言ったり、「アレルギーがあって、この薬しか飲めないのでこの薬をください」ではなく「この薬がほしくて来たんです」と言ったり……。

また、「抗生剤もください」と言う患者さんに、「あなたは風邪でウイルス性なので抗生剤は効かないし、今の状況なら抗生剤は必要ありませんよ」と医者が説明しても、「抗生剤をくれないなら、薬局に行って風邪薬を買うのと同じじゃないの」と、抗生剤を欲しがる患者さんもよくいます。

こうした言動は、医者のことを「薬をくれる人」としか見ていない証拠。

医者としては、自分の能力やテクニックに期待して来てくれている患者さんではないと感じてしまいます。

そうなれば、「ウチは命令通りに薬を渡す、便利な薬屋ではない！」と、医者は反感を持ちます。信頼されていないと感じます。当然、その患者さんへの対応は格下げされます。

医者に向かって「この薬がほしい」とリクエストするのは、禁句のなかでも最上位に位置する禁句です。

紹介状だけを希望する患者

「私をナメんなよ！」（医者のつぶやき）

自分の病院の患者さんに「専門の病院で一度診てもらいたいので紹介状を書いてください」と言われれば、よほどのことがない限り医者は紹介状を書きます。ところが、稀に初診で「紹介状だけを書いてください」と言ってくる人がいます。それはなぜかというと、紹介状なしで大学病院へ行くと、プラスアルファの料金を取られるからです。医者を信頼しているわけでも、医療を受けたいわけでもなく、医者にしてみれば、「ナメんなよ」と怒りの感情が湧いてきます。百歩譲って、一度診察して、やはり街の病院で治療するのは難しいということで紹介状を書くのはあり得ます。でも、初診で「紹介状だけほしい」というリクエストはあり得ないし、医者にとっては屈辱以外の何者でもありません。

COLUMN

「つぶクリ」ってな〜に？

医者仲間の間では、「つぶクリ」という言葉がよく出てきます。「潰れそうなクリニック」という意味です。ほかにも、ウハウハ儲かっているクリニックを「うはクリ」、一日の患者数が二〇人以下のクリニックを「やばクリ」と呼びます。

クリニックは、家賃や人件費、検査費だけではなく、機械なども買うので設備投資にもお金がかかります。でも、設備が整っていないと患者さんは来てくれません。そのため、CTやMRIを導入するのですが、これらの機械は一台五〇〇〇万円から一億円もかかります。しかも、こうした機械を導入しても、元を取ることはまずできません。

そこで今、若くてちょっと賢い医者は、訪問診療クリニックから始めます。そうすれば、アパートの一室で、電話とファックスだけ置いておけばOK。ほぼ初期投資ゼロでできるので、今、これが結構人気です。それで余裕ができてきたら一般的なクリニックにして、「訪問診療もやっています」と付加価値をつけ、クリニックが軌道に乗ってきたら「訪問診療はもう終わりました」とアナウンスするというやり方です。

ちなみに、患者さん一人に対して診療報酬は平均八〇〇〇円。一日一〇〇人診たら売上は八〇万円で、これだと「うはクリ」です。でも、これでは患者さん一人あたり約三分しかかけられないという計算。

いくらなんでも、そんな診療はありえません。だからといって、一日五人では一日の売上が四万円で、諸経費や固定費などを引いたら赤字。まさに「つぶクリ」です。一日二〇人患者さんを診るクリニックで一日の売り上げが一六万円あったとしても「やばクリ」ですから、開業医もなかなか大変なお仕事です。

前回の病気の経過を聞いても教えない

「この人、治す気がないのかね」（医者のつぶやき）

きちんと病名を教えてもらえなかった場合などは仕方がありませんが、医者に「過去に大きな病気をしたことがありますか？」と聞かれても、説明するのが面倒臭くて「以前、入院したことはありますが、大した病気じゃないんで……」といい加減に答えるのは、とても〝損な行為〟。過去の病気の話をすることで、診療の効果が格段に上がることもあるからです。また、以前にも同じような症状で入院したが、結局、原因は分からなかった場合は、そのことをきちんと話すのが得策。そうすれば、使命感の強い医者のこと、「私が体調不良の原因を突き止めてみせる」と俄然やる気になるはずです。医者のプライドをくすぐってみるのも、医者と良好な関係を築くためのひとつのテクニックです。

第3章

見るべきはココ！良い病院の見分け方

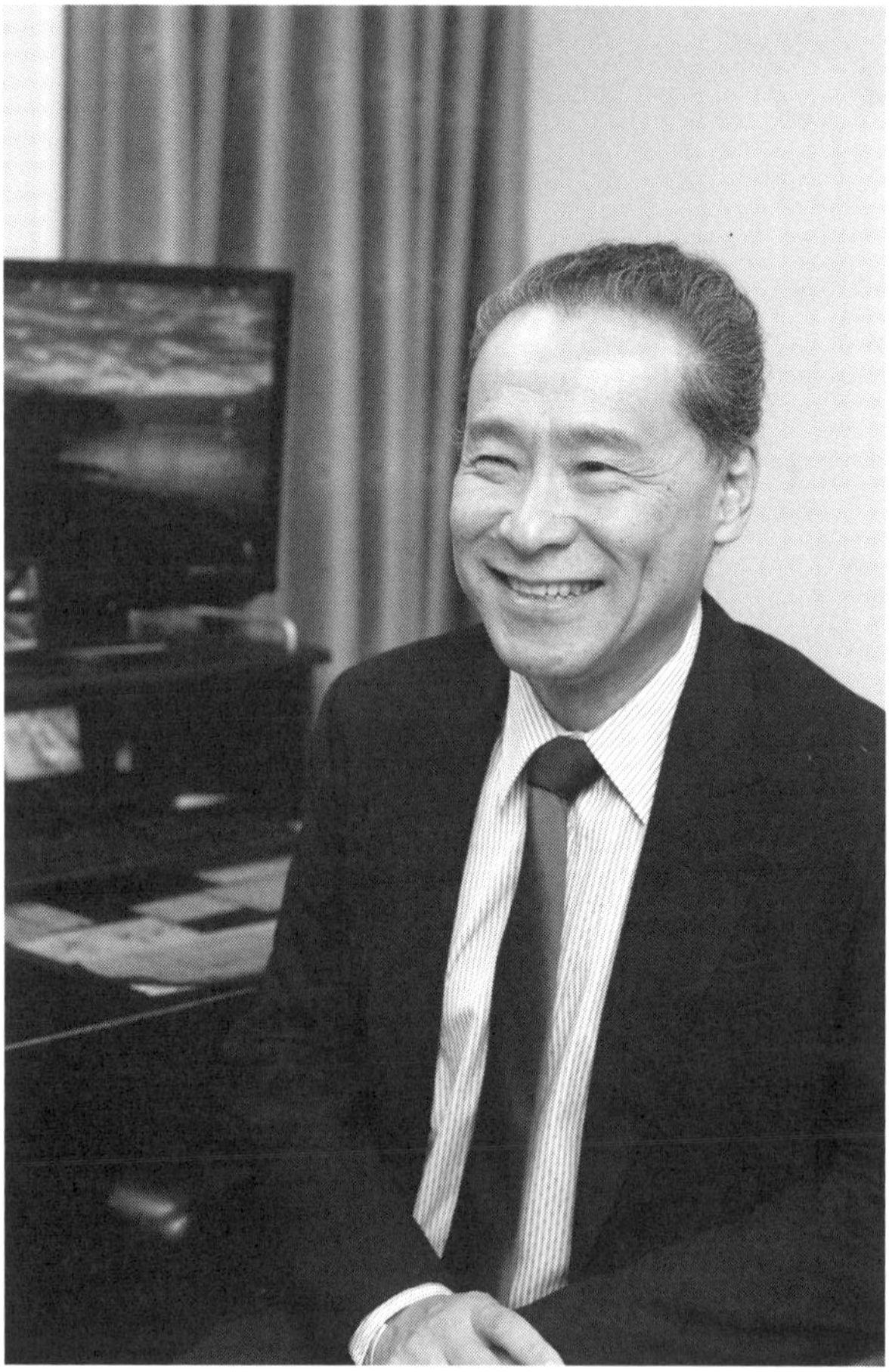

信頼できる人の口コミはベスト。ネットの口コミは玉石混交

信頼できる人の口コミはベスト。

対面で話した情報も、いつ誰が言ったか分かっているので、基本的に信頼できます。でも、今の口コミは本当の口コミではなく、匿名の口コミサイトの情報で、玉石混交です。

また、病院の口コミランキングなども、スタッフが捨てアカウントを取って「ものすごくいい先生で感激しました」などと頑張って褒めたりすることで、評価が上がることも多いので、鵜呑みにはできません。

さらに、サイレントマジョリティはネットには書きません。

例えば、あるグルメサイトの投稿。「三〇〇〇円でこの味ならいいよね」と思う人は、基本的に投稿しません。投稿するのは、「三〇〇〇円でこんなに美味しいなんて、このお店はすごい。感激です」という人たちか、あるいは「三〇〇〇円も出してこんなマズいも

の食べさせられるなんて」と怒り心頭の人たち。

真ん中の人たちは、ネットには書きません。ネットの口コミというのは、上の五%と下の五%だけが書いていると思ったほうがいいです。

病院の口コミも一緒で、普通に「行ってよかったです」という人は、まず書きません。「わざわざ遠くから行った甲斐があった。感激した」という人か「あの医者、腹が立つ。二度と行くもんか」という人しか書きません。

つまり、口コミはあくまで極端な意見なのです。無難な意見はネットにはまず出てこないので、ネット情報は極論だということを分かった上で扱うのが重要です。

逆に言えば、「極端に怒っている人がいないから、この病院は大丈夫かな」という評価はできます。

極端に褒めている場合は、やらせ臭いです。

売上に結びつかないところにお金をかけている

ある程度長く続いている病院には、長く続く理由があります。

ダメなところは、どんどん潰れているからです。その意味で、老舗はバカにできません。

また、売上に結びつかないところにお金をかけているのも、良い病院の特徴です。

待合室に花や絵を飾っているのは、患者サービスを重視している証。「私は名医だから、病院がどんなに汚くても患者さんが行列する」というのは違います。

さらに、トイレが綺麗なのも、患者サービスを重視している証拠。

トイレが綺麗だと患者さんは気持ちよく使えます。患者さんが気持ちよく使えるように気配りしているのは、スタッフがいいから。いいスタッフが揃っているということは、院長がいいからです。トイレが綺麗な病院は、他のところも綺麗だと思っていいでしょう。

受付が綺麗に整理されているかどうかも、良い病院かどうかの判断基準になります。働きやすいように整理されているところは、スタッフの頭のなかもきっちり整理されています。

それは、診察室も同じです。机の上が綺麗に整理整頓されていれば、医者の頭のなかもスッキリ整理されている場合が多いです。

加えて、古い雑誌が置かれたままになっていないかどうかも、良い病院を見分けるポイントになります。

古い雑誌を置いているということは、新しい情報を取り入れることを疎んじているということで、医療情報なども古い可能性があります。

COLUMN

眼科の先生はなぜみんな眼鏡をかけている？

医者のなかでいちばん眼鏡をかけている人が多いのは、じつは眼科医です。普段レーシックの手術をしたり、コンタクトレンズの処方をしたりしているのに、医者自身は眼鏡をかけていることが多い。その理由を何人かの眼科医に聞いてみました。

「毎日患者さんの角膜を機械で覗いていると、結構傷だらけなのに驚く。異物であるコンタクトレンズを無理に入れなくても、一〇〇％安全な眼鏡がある。眼鏡で視力が得られるなら、あえて異物を目に入れる必要があるのですかねえ？」という答えが返ってきました。

レーシックについても「大事な角膜にわざと傷をつけて、その瘢痕収縮で屈折率を調節するというのはいかがなものか？　眼鏡で十分じゃないの？」だそうです。

受付の待ち時間やスタッフの態度も重要な判断基準

診察の待ち時間や診察時間を気にする人は多いですが、診療後の受付の待ち時間も大変重要です。

診察はスマートに終わっているのに、受付で精算するのに三〇分以上待たされたりするのは、いろんな流れがきちんとできていないからで、他の流れもぐちゃぐちゃになっている可能性が高いです。

受付をした後で診察まで待たされるのは、人気の問題なので仕方がありません。

本来なら、診察が終わったら数分でいろいろなものが終わっているのが理想的。

紹介状や特殊な書類をもらうようなこともなく、処方箋をもらって精算するだけならそれほど時間はかかりません。

でも、のんびりしている病院は意外と多い。それは、やはり患者さんのことを思っていないからで、スタッフ教育が悪いことにつながります。受付での時間の長さも、留意したほうがいいです。

また、スタッフの言葉遣いも良い病院か否かを判断する重要なポイントです。正直、「さま」はあまり意味がない。「さん」で十分です。

問題は言い方です。

人間は、声のかけ方でさまざまな感情を読み取ることができます。ましてや患者さんという弱い立場の人は、そのあたりはとても敏感です。

マニュアル化された対応は美しいかもしれませんが、心がこもっていないと感じる場合も多いようです。「○○さま」と丁寧な口調で呼ばれてもなんとなく空々しかったり、逆に言い方はぶっきらぼうだけれど優しく感じられたり……。

印象を大切にすることも、良い病院を選ぶ際には重要です。

COLUMN

心療内科医は目を合わさない

フロイトが始めた精神分析の用語にある「転移」という言葉。

これは、患者の過去の対人関係や感情が、医師と患者の間に現れることを意味します。

過去の上司や教師に対する信頼が主治医に転移され、関係性が向上し、治療に有利に働くというものです。

しかし、転移が過剰に進むと、医師に依存したり、一方的な恋愛を持ったりすることがあります（陽性転移）。

そして、これを注意されたり、拒否されたりすると、反動で憎しみに変わり、逆恨み状態になることがあります（陰性転移）。「あんなに親身になって私のことを分かってくれていた先生が、急に冷たくなって、話を真剣に聞いてくれなくなった。許せない」となるのです。

それを避けるためには、あまり転移されないように、適度に相槌を打ち、適度に事務的になり、たまには感情移入するなど、つかず離れずの関係が望ましいといわれています。

顔を近づけ、患者さんの目をじっと見つめて話を聞いていれば、過剰な転移が危惧されるため、人と目を合わせない習慣がついてしまった心療内科医は、少なくありません。プライベートで会っても、その習慣は抜けないようです。

口コミサイト以外で情報を取るには

雑誌や新聞でも、定期的に病院ランキングを出しています。日本経済新聞が出している病院ランキングは、さすがに信用できるだろうと言われ、実際、日本経済新聞側はまったく忖度していません。ただ、病院のほうが意図的に操作している可能性は否めません。手術数ランキング、手術治癒率ランキングなどがありますが、難しいがんを手術したら、治癒率は下がります。簡単な手術ばかりをやっていれば、治癒率はいくらでも上がります。つまり、簡単な手術ばかりをやって、ランキングを上げている病院もあるわけです。逆に優秀な医者がいる病院は難しい手術ばかりをやっているため、口コミの評価は高くても、治癒率などは極端に低くなります。こういう一種のカラクリを理解した上で、ランキングを評価することも大切です。情報はタダではありません。自分で調べることも必要です。

第4章

コレを感じたら病院即行！
命に関わる
怖い痛み

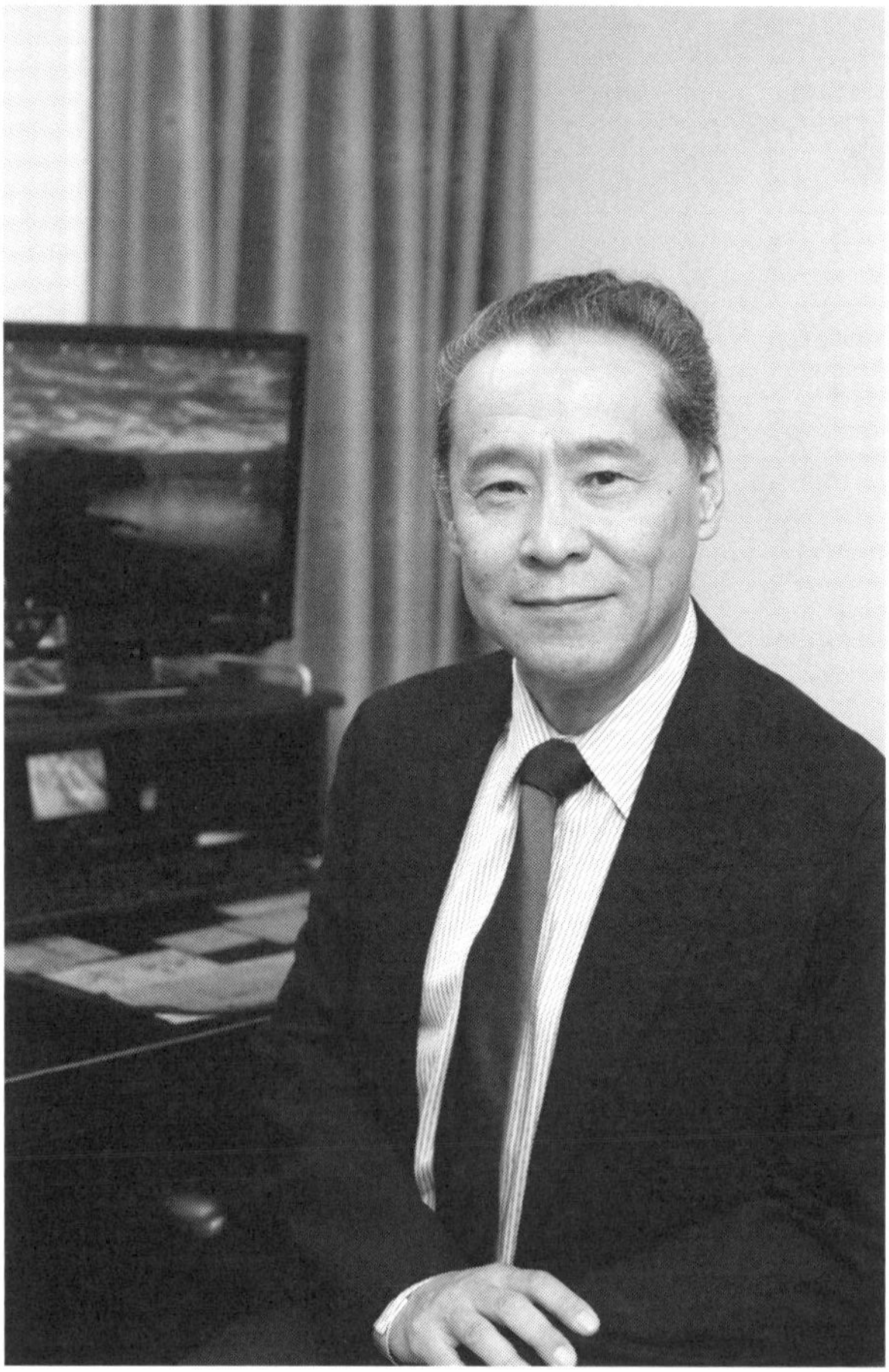

痛みはカラダが発するサイン

肩こりや腰痛といった整形外科関連の痛みから胃痛、腹痛といった内臓関連の痛みまで、人間のカラダはさまざまな痛みを発してカラダの不調を訴えます。

でも、「長時間続いたわけではないので我慢してしまった」という人は少なくないのではないでしょうか。

とくに頭痛や腰痛のように日常的に感じている痛みは慣れてしまっていて、「病院へ行く」という発想が湧かないのかもしれません。

もちろん、「いつもの頭痛」「いつもの腰痛」といったように、日々、あなたを悩ませている痛みなら、あまり深刻に考える必要はないかもしれません。

でも、痛みはカラダが発しているサイン。カラダが助けを求めている叫びでもあるのです。

そのまま無視したり、放置したりすれば、やがて取り返しのつかない状態になることも考えられます。

「今までにない痛さ」だったり、「痛い部分がいつもと少し違う」などの違和感があった場合は、医師の診断をあおぎましょう。

もしかしたら、大きな病が潜んでいるかもしれません。

この章では、痛みのなかでも「命に関わる怖い痛み」を、部位別にご紹介していきます。心当たりのある方は、改めて今の自分の痛みに向き合ってみましょう。そして、どこの部位のどんな痛みなのかをメモに残し、医師の診断を受けるようにしてください。

頭　頭痛

怖いのは、脳動脈瘤破裂と脳出血

頭痛には、怖い痛みと怖くない痛みがあります。頭痛持ちの人がいつも感じている頭痛なら、まずは安心。

怖いのは、今までと違う場所が痛んだり、今までにない痛みだったりする場合です。なかでもいちばん怖いのは、脳動脈瘤破裂や脳出血が原因の頭痛です。

一般に、くも膜下出血の原因とされる脳動脈瘤破裂は、脳動脈にできたこぶが破裂することによって、脳を包んでいるくも膜とくも膜腔に血液が流れ出す症状のこと。

今まで経験したことがないような激しい頭痛が伴う場合が多く、頭痛の特徴は「突然起こる」「急に傷み始めた」「鈍器で殴られたような感じ」などと言われています。一方脳出血は、脳内にある細い動脈が何かの原因で破れ、脳内に血液が流れ出す病気で、激しい頭痛が伴います。

この二つは何らかの麻痺を伴うことが多いので、バレーテストを行うのが一般的。バレーテストは、手のひらを上にして両腕を前方に伸ばして肩の高さまで水平に上げ、両腕をその位置のまま保って眼を閉じてもらい、一〇秒間待ちます。目を開けたときに左右差があれば、脳に何かの異常があるということになります。

脳梗塞も同じバレーテストで分かることもありますが、痛みは伴いません。

つまり、痛みがないのに麻痺があれば脳梗塞、痛くて麻痺があれば、脳動脈瘤破裂か脳出血。

どちらも一刻を争う病気ではありますが、出血のほうが命に直結するため、頭痛がある脳動脈瘤破裂と脳出血のほうが怖い。

激しい頭痛と麻痺が認められたら、すぐに救急車を呼んで病院に運んでもらいましょう。

脳動脈瘤破裂

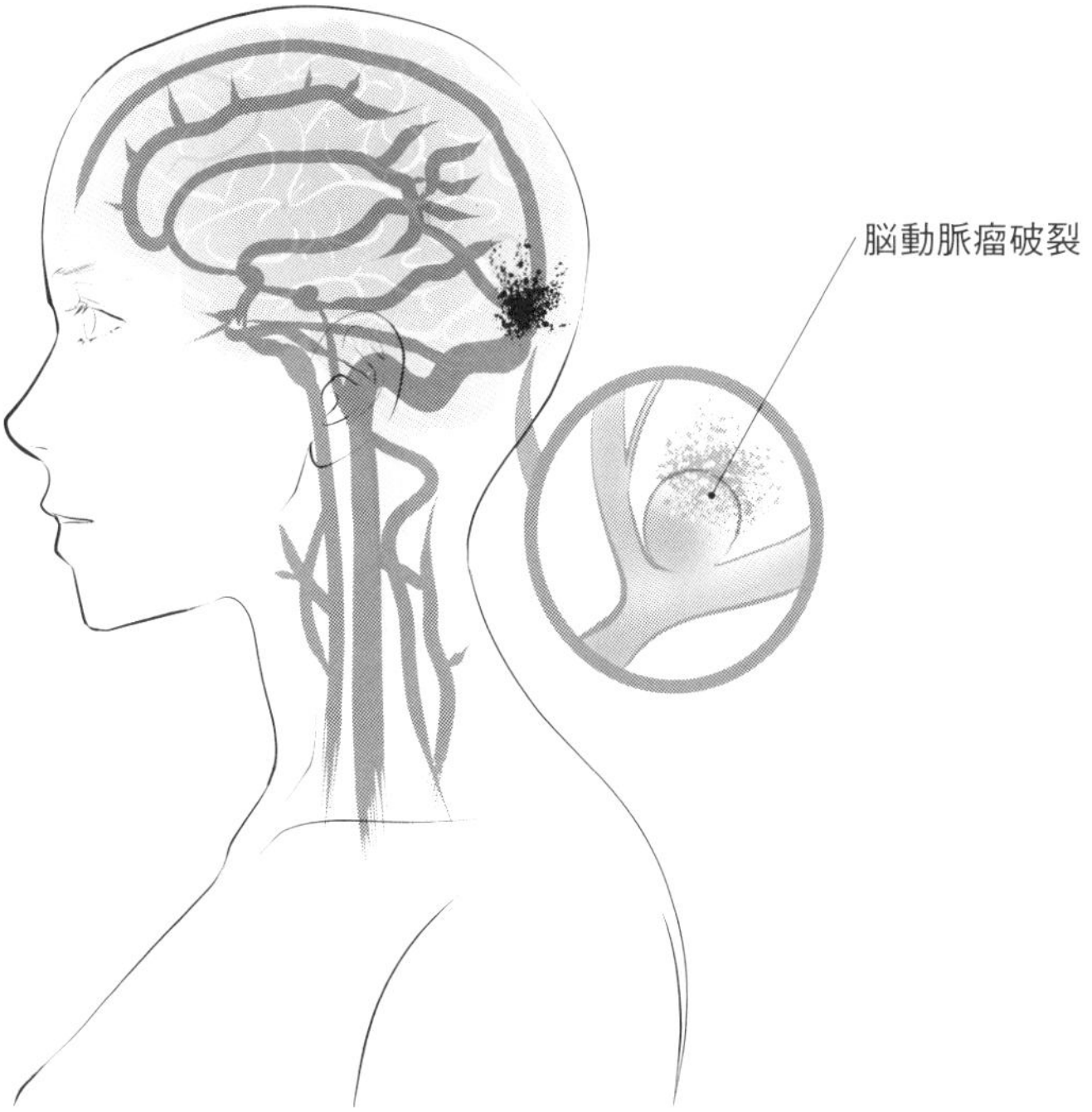

◎よくある頭痛の代表例

頭痛は「一次性頭痛」と「二次性頭痛」に大別されますが、とくに原因となる病気がなくとも繰り返し起こる頭痛を「一次性頭痛」といいます。代表的な頭痛は次の三つです。

片頭痛

ズキンズキンと脈打つような痛みで、カラダを動かすとさらに痛みが悪化する片頭痛。痛み以外にも、光や音、臭いに敏感になったり、吐き気や嘔吐を伴ったりするのが特徴です。一回の発作で持続するのは四〜七時間。頻度は人それぞれで、年に数回という人もいれば、一週間に何日も痛みに悩まされる人もいます。

前兆として、視野の一部が見えにくくなったり、ギザギザした光が見えたり、視界にキラキラ、チカチカとした光が広がる「閃輝暗点《せんきあんてん》」という視覚症状が現れることがあります。

女性に多く、肉親に片頭痛の人がいると、起こりやすくなるといわれています。

緊張型頭痛

一次性頭痛のなかでいちばん多く見られる頭痛で、頭蓋を包んでいる筋肉が持続的に収縮するために起こります。

程度の差はありますが、頭の周りを何かで締め付けられるような痛みが、三〇分〜七日間続きます。

痛みや眼精疲労などによって引き起こされる筋肉の収縮や精神的なストレスが主な原因。子どもから高齢者までどの年齢層でも見られ、ときどき頭痛がするタイプ（反復性緊張型頭痛）と毎日のように頭痛が続くタイプ（慢性緊張型頭痛）があります。

筋肉を収縮させないように、こった部分を温湿布やホットタオルで温めたり、ぬるめのお湯にゆっくり浸かるなど、日常生活でこりをためないようにしましょう。

群発頭痛

片側の目の奥がえぐられるような激しい痛みに襲われる群発頭痛。

年に一〜二回ほど発症し、頭痛が起こる時期には一回につき一〜二時間ほどの激しい痛みが一〜二カ月にわたって続くことが多い。

とくに夜間や睡眠中に起こりやすく、頭痛の最中に、痛みのあるほうの目の充血や涙、鼻水、鼻づまりといった症状が生じやすくなるといわれています。

日々の暮らしでは、規則正しい生活を送ることが基本。睡眠時間も十分にとることが大切です。

また、群発頭痛は市販の鎮痛剤では改善が難しいため、群発頭痛の発作が起きたらできるだけ早く、頭痛の専門医を受診し、適切な治療をしましょう。

一次性頭痛の種類

片頭痛
（ズキンズキンと痛くなる）

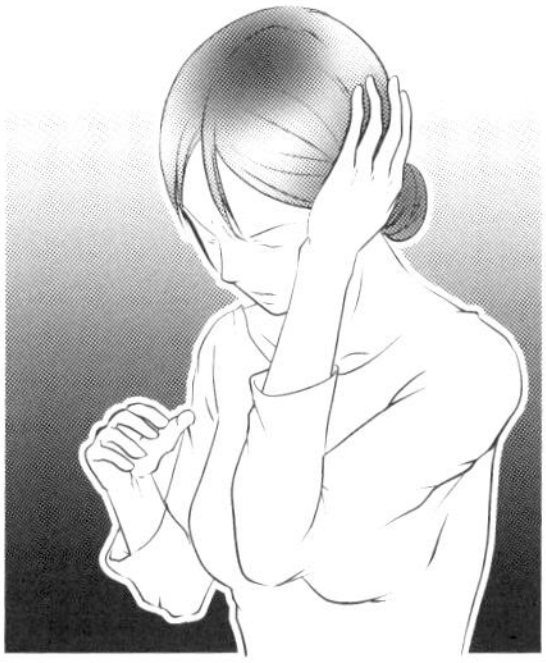

緊張型頭痛
（ギューと痛くなる）

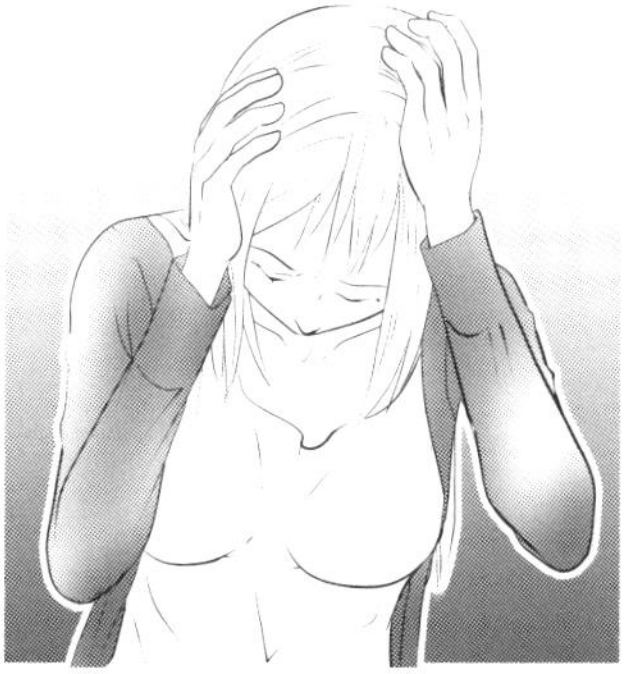

群発頭痛
（激痛になる）

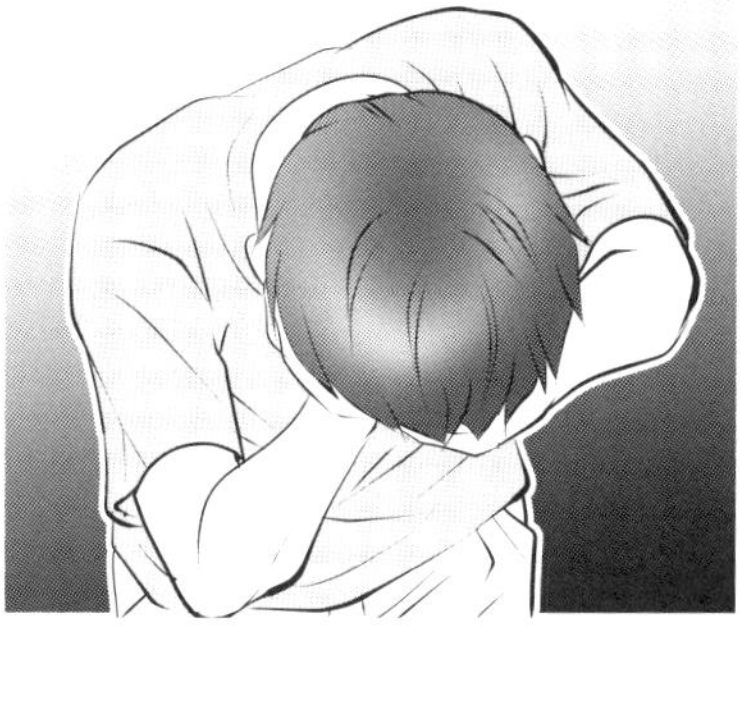

眼痛

怖いのは急性緑内障

目の痛みでも、疲れ目などは問題ありません。いちばん怖いのは、急性緑内障が原因の痛みです。

緑内障は視神経に障害が起こり、視野が狭くなる病気で、治療が遅れると失明する恐れがあります。

しかも、症状はゆっくりと進行。見える範囲が少しずつ、ゆっくり狭くなっていきます。しかも、両目の症状が同時に進行していくことは稀です。

そのため、正常なほうの目が病気のほうの見えづらさを補ってしまい、病の発覚を遅らせてしまうのです。その上、進行するまで自覚症状はほとんどありません。

緑内障はゆっくり時間をかけて進行し、視野に異常が生じるような病気ですが、その間、痛みを感じることはほとんどありません。

しかし、さまざまな種類がある緑内障のなかには、痛みを伴うものもあります。それが急性緑内障です。

急性緑内障の発作は、目の激しい痛みやかすみ目、頭痛、吐き気、嘔吐などが一般的で、何の前触れもなく、ある日突然襲ってくるのが特徴です。

しかも、それらの症状は、そのまま放置してしまうと数日で失明に至る可能性もある危険なサイン。

痛みは鎮痛剤などを飲むことで治まることもありますが、それはあくまでも一時的。痛みは治まっても、すぐに病院へ行くようにしましょう。

緑内障

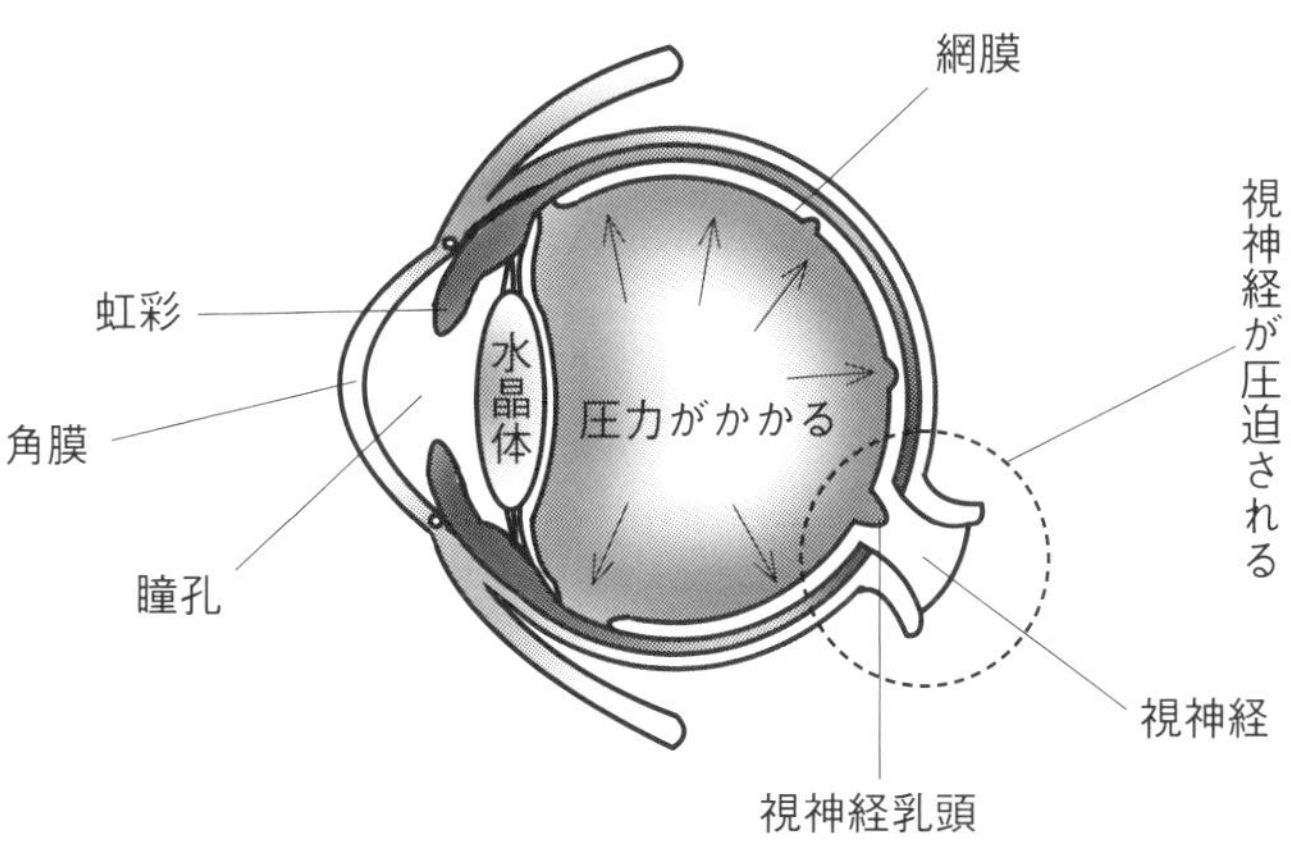

激痛度はかなり高めだが病院に行けば大丈夫！　角膜剥離

角膜とは眼球の表面にある膜のことで、それがなんらかの原因で傷つくことを角膜剥離といいます。

例えば、夜中に目が痛くて目が覚め、目を開けようとしたけれど開けられません。無理して目を開けたら、激痛とともに涙がボタボタ流れてきます。

それは、角膜とまぶたがくっついてしまっていたのを、目を開けることで角膜をピリッと剥がしてしまったからです。目に針が刺さったかと思うような激痛で、思わず救急車を呼びそうなくらいの痛さ。

カラダ全体が感じる痛みのなかでも、この痛みは上位にくるほどの激痛で、激痛度はかなり高めです。しかし、じつはこの痛みは放置しておいても大丈夫な痛み。眼科に行けば、すぐに解決します。原因は目の乾燥やドライアイといわれています。

喉 喉の痛み

怖いのは急性喉頭蓋炎

気管の入り口にあって、モノを飲み込んだときに食物が気管に行かないように蓋の役割を果たす喉頭蓋。急性喉頭蓋炎は、その喉頭蓋が細菌感染などによって腫れる病気です。主な症状は、喉の激しい痛みと呼吸困難。ほかに発熱、嚥下のときの痛み、嚥下困難などの症状もよく見られます。

怖いのは喉頭蓋が腫れることで喉の蓋が閉まってしまい、呼吸ができなくなることです。これで、毎年、何人かの人が亡くなっています。罹患する人の年齢は幅広く、若い人にも多い病気です。喉の痛みに加えて息苦しさを感じた場合は、耳鼻科へ行くか、苦しければ救急車を呼ぶようにしましょう。

咽頭蓋

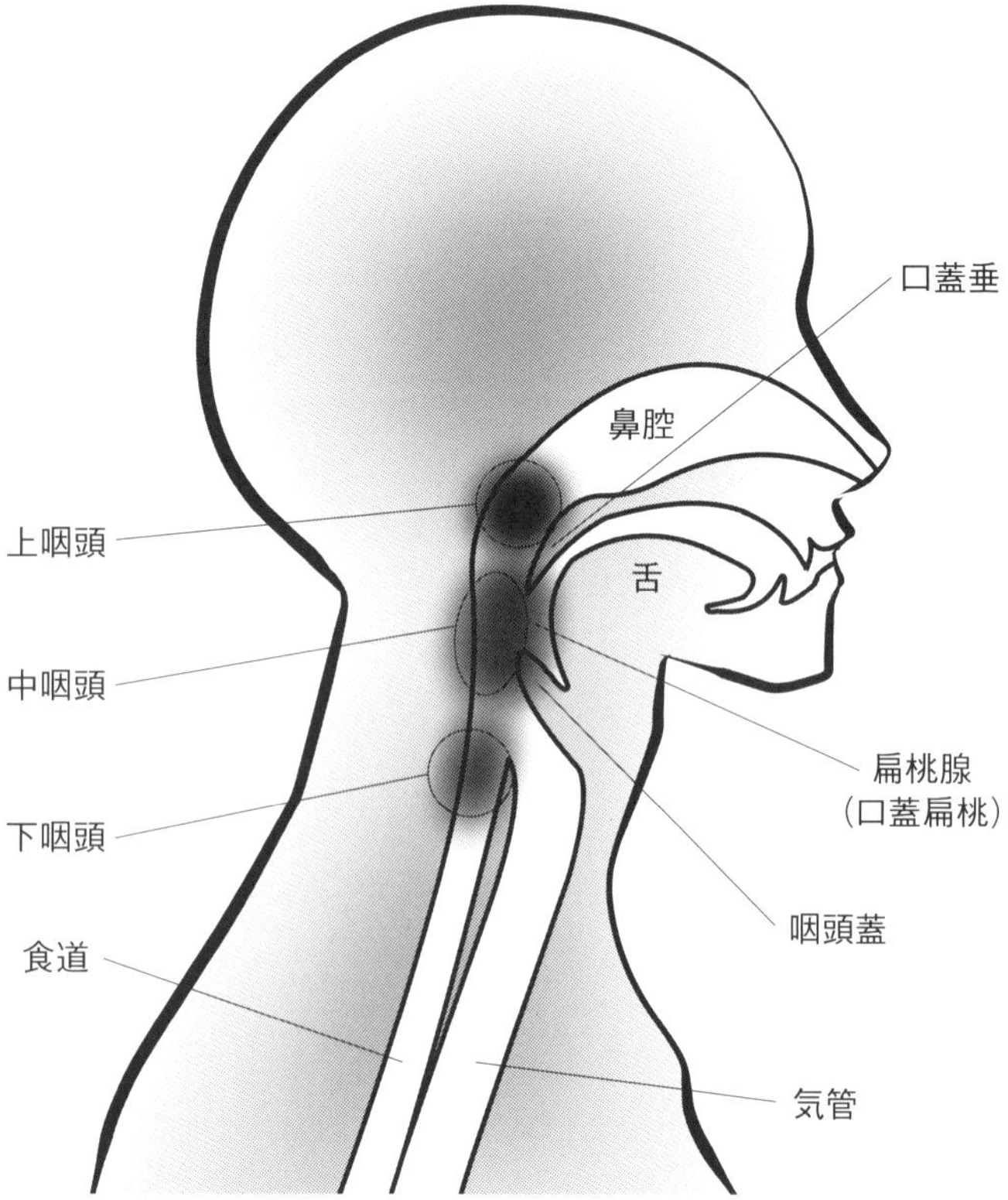
口蓋垂
鼻腔
上咽頭
舌
中咽頭
扁桃腺
（口蓋扁桃）
下咽頭
咽頭蓋
食道
気管

首 首痛

怖いのは、椎骨動脈解離

首の痛みといえば、肩こりや筋肉痛、首の寝違えなどが一般的ですが、命に関わる怖い首の痛みもあります。それは、椎骨動脈解離という病気です。

まずは、「椎骨動脈とは何か？」というところから説明していきましょう。

椎骨動脈は背骨の中を通りながら頭蓋骨に入っていき、脳底動脈（脳がきちんと働くために必要な栄養を届ける血管の一つ）などと合流して小脳や脳幹部に酸素や栄養を供給する役割を有しています。

では、椎骨動脈解離とはどんな病気なのでしょう。

頭に血液を運ぶ椎骨動脈の血管壁は、外から外膜、中膜、内膜の三層構造になっていて、本来はとても頑丈です。

しかし、さまざまな要因で、その頑丈な血管壁が裂けて、内膜と中膜の間、あるいは内膜と外膜の間に勢いよく血液が流れ出てしまい、本来の血液の通り道とは異なる偽物のルートをつくってしまうことがあります。

これが、椎骨動脈解離という病気です。膜が剥がれて偽物のルートができたとき、頭の後ろに激痛が走ります。

内膜だけが破損し、内膜と中膜の間に血液が流れ、それが固まって血栓ができると、血管が狭くなって脳梗塞を起こす可能性が出てきます。

さらに、内膜も中膜も破損してしまえば、血液は中膜と外膜の間にも入り込むこととなり、結果、血管は外に膨らむことになって動脈瘤を形成することになります。このとき、頭蓋骨のなかで動脈瘤が破裂すれば、くも膜下出血となって命を落とす危険性も出てきます。

いずれも、頭の後ろや首の裏側に起こる痛みが病気のサイン。「寝違えたのかな」と軽く考えず、医師の診断を受けるようにしましょう。若い人に多い病気なので、若さを絶対に過信しないこと。首の痛みは、想像以上にくせ者です。

背骨動脈

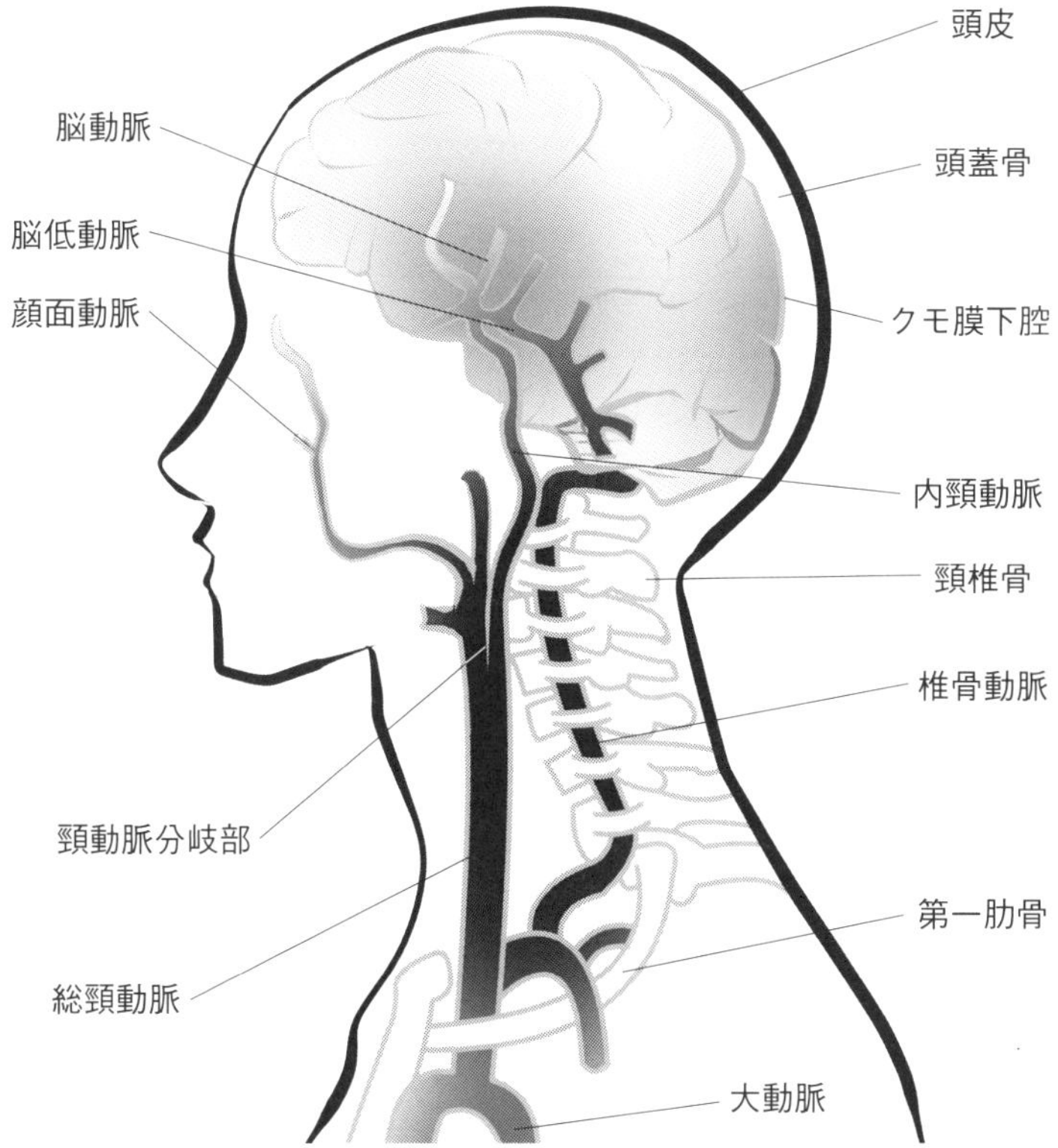
頭皮
脳動脈
頭蓋骨
脳低動脈
クモ膜下腔
顔面動脈
内頸動脈
頸椎骨
椎骨動脈
頸動脈分岐部
第一肋骨
総頸動脈
大動脈

胸　胸痛

怖いのは心筋梗塞、大動脈解離

心臓の筋肉に栄養分を送る働きをしている冠動脈。その冠動脈の内側にコレステロールが溜まって血管が狭くなると、血流が悪くなり、心臓に十分な酸素を供給できなくなります。これが狭心症という病気です。

狭心症には、胸の痛みや胸を締め付けられるような圧迫感といった前兆があります。他にも「階段を上がったときに心臓が痛くなる」「興奮すると胸が痛い」といった症状を訴える人もいます。ただ、左胸の心臓が痛くなれば、誰でも「心臓の病気かな」と考えますが、狭心症の初期や軽症のときには、左の首、肩、左腕・上腕、心臓に近いカラダの左側が痛むことが結構あります。「奥歯が浮いたような痛みがする」と訴える人もいます。

少し安静にしていれば治まることも多いため、放置してしまう人が少なくありませんが、狭心症は早めに対処すればほぼ一〇〇%治る病気です。狭心症は、治療への対応を早くすることが大切。胸の違和感や痛みなどがあったら、すぐに医師に相談することをおすすめします。

一方、狭心症とよく似た病気に心筋梗塞があります。こちらは冠動脈が塞がれてしまった状態になってしまう病気で、血管が塞がれてしまったために酸素と栄養分が心臓に届かず、心筋は壊死してしまいます。当然、壊死した心筋は元には戻りません。つまり、狭心症より心筋梗塞のほうが危険度は増し、深刻な状況に陥る可能性も高くなります。

胸の痛みが一〇〜二〇分続いたり、激しい痛みに襲われたりした場合は、心筋梗塞を起こしている可能性もあります。すぐに救急車を呼んで、病院へ行くようにしましょう。

さらに大動脈解離は、大動脈の中膜にできた亀裂から血液が本来の血流とは異なる偽物のルートに流れてしまい、中膜を剥離してしまうという大動脈の病気の一つです。胸や背中に意識を失うような激痛が走り、放置すれば命にかかわります。

とくに、心臓に近い大動脈で解離が起こった場合、そのまま放置しておくと、発症して二日間以内に約半数の人が亡くなるとも言われています。

胸や背中に激痛が走ったら、すぐに救急車を呼びましょう。

万が一、緊急性を伴わない病気だったとしても気にしないこと。むしろ、「大病の予兆じゃなくてラッキー！」というくらいに思って構いません。大動脈解離の痛みは、それくらい緊急性の高い痛みです。

大動脈解離

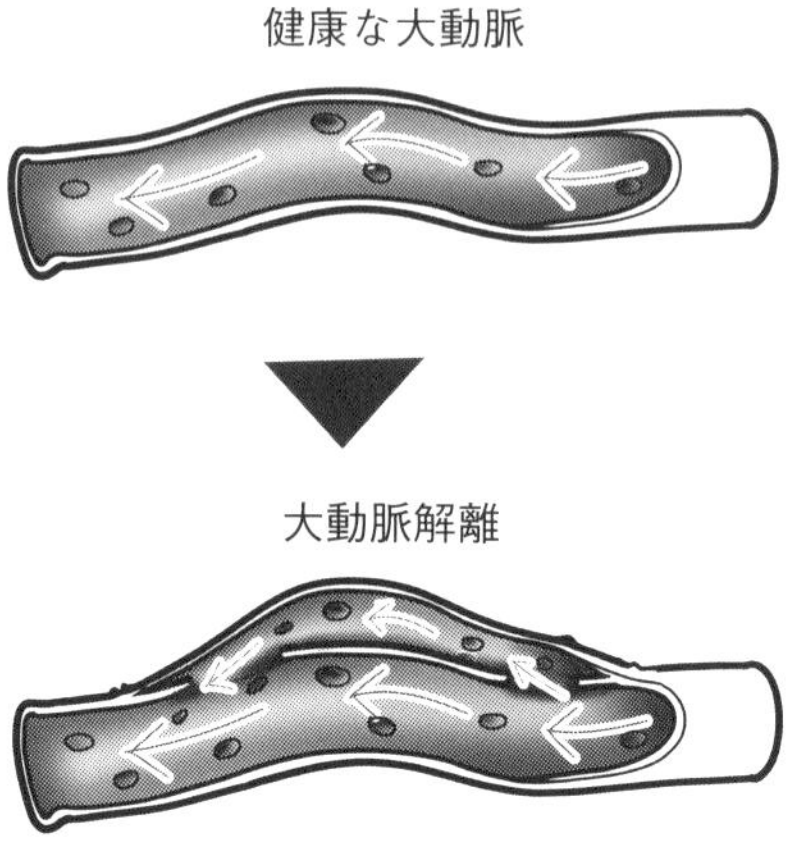

心筋梗塞・狭心症

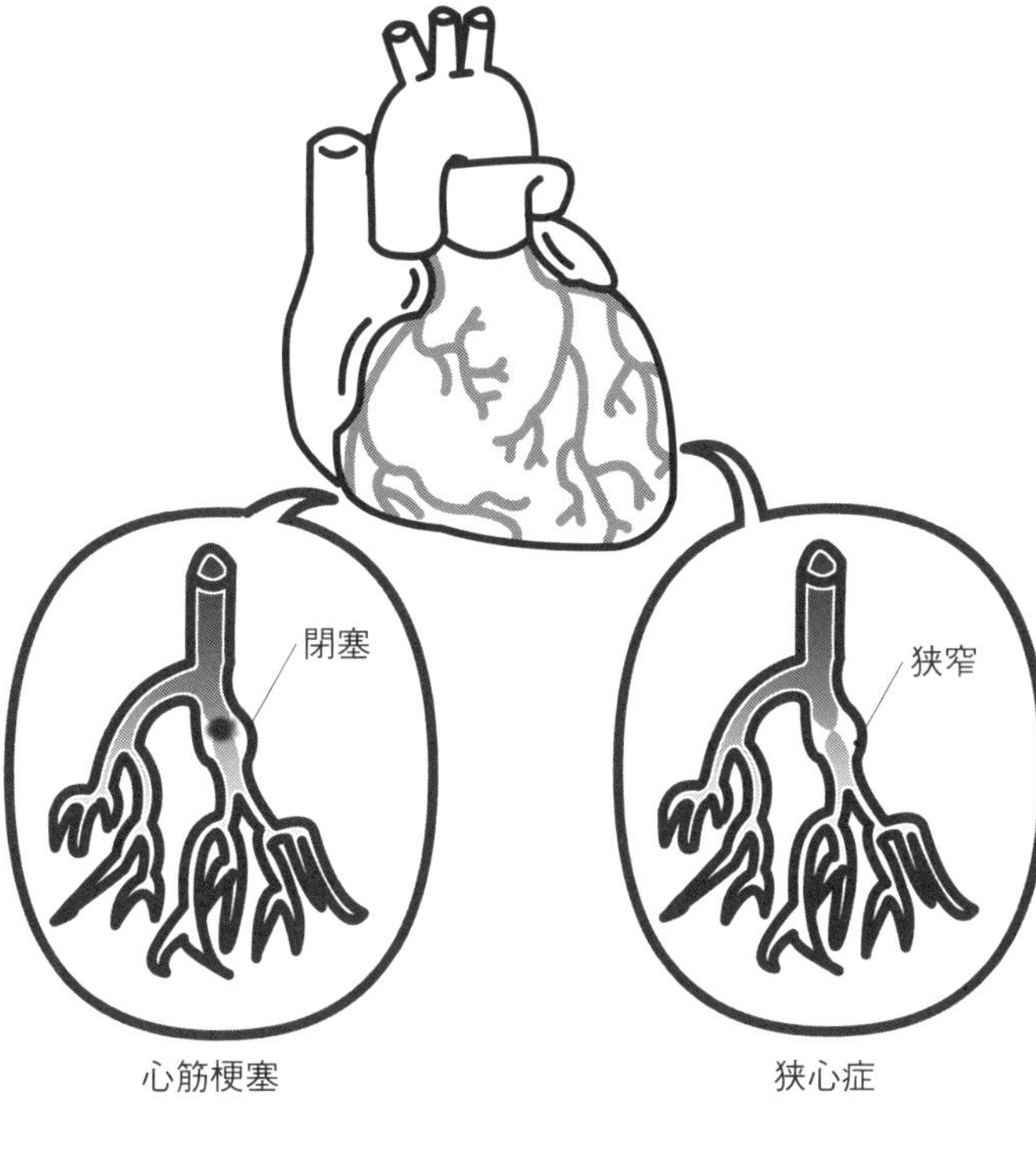

胃　胃痛

怖い病気が潜んでいるかもしれない胃痙攣

胃痛はよくある症状だと思われがちですが、じつは重篤な病気が隠れているかもしれないということをご存じですか？

代表的なものとしては、胃潰瘍や十二指腸潰瘍、急性虫垂炎などで、死に直結する病気というわけではありません。

しかし、なかには心筋梗塞など、およそ胃痛とは関係がなさそうな病気も含まれているので、胃痛だからといってあなどれません。

そんな胃の違和感や痛みは、次の二つに大別されます。一つは炎症による痛み。もう一つは胃痙攣に代表されるような胃壁の筋肉の緊張によるものです。

胃壁の筋肉の緊張は自分の意思にかかわらず起こるので、人間はそこに違和感を覚え、「胃が緊張している」ではなく「胃が痙攣している」と感じるわけです。

胃痙攣の原因でいちばん多いのは精神的なストレスと言われていますが、他にも胃炎、胃潰瘍、胃がん、十二指腸潰瘍、胆石症、膵炎などの病気が潜んでいるかもしれません。

胃痙攣を軽視してはいけません。とくに、激痛を伴う胃痙攣や習慣化してしまっている胃痙攣は、一度、医師の診断を仰ぐことをおすすめします。

胃の断面図

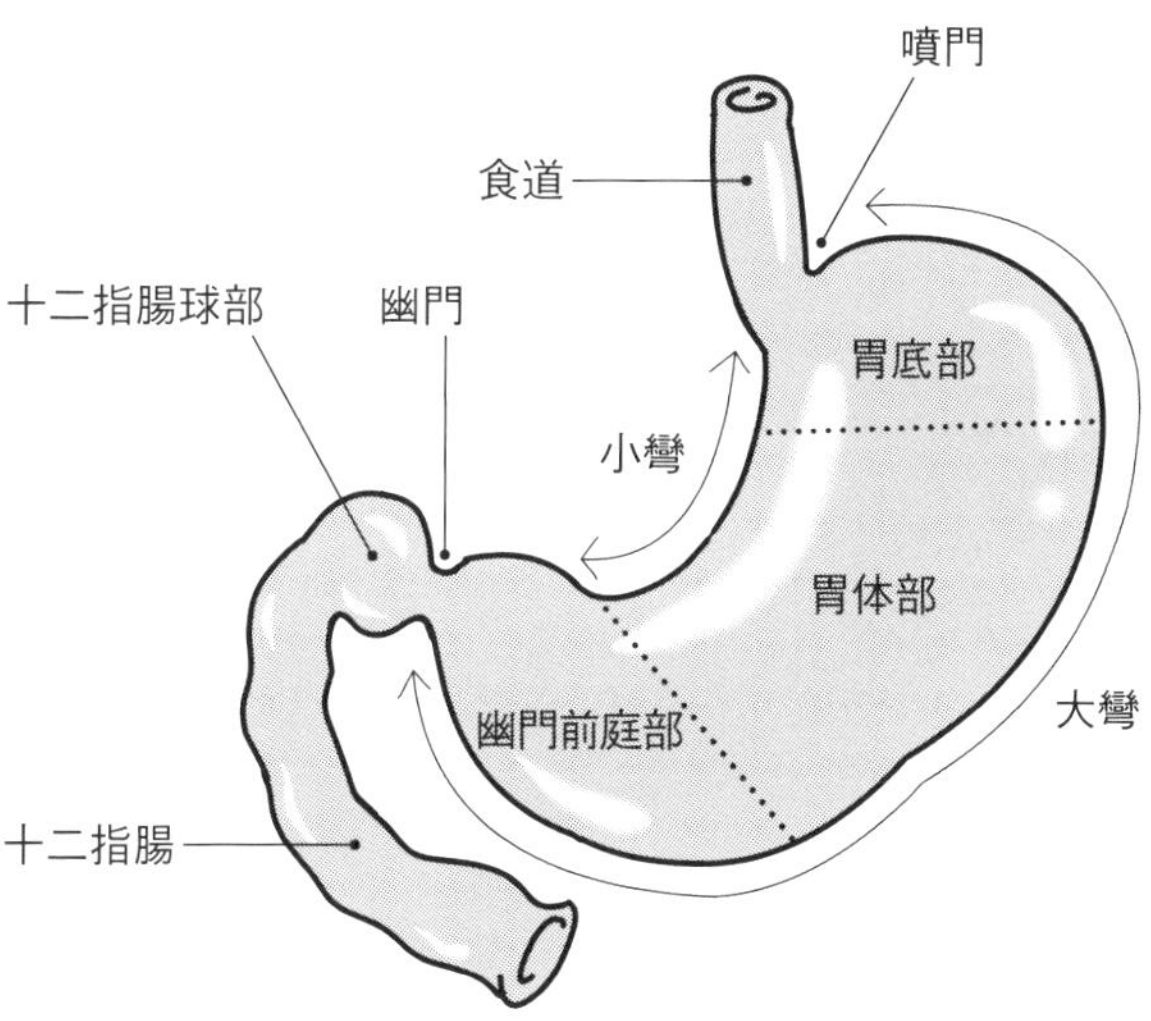

COLUMN

がんは健康なふりをして大きくなる

今や日本人の二人に一人がかかるといわれるがん。死因を見ても、長年にわたって一位を維持し続けています。

では、がんとはいったいどんな病気なのでしょうか。

悪性腫瘍のひとつであるがんは、カラダが自らの意思によって制御するのではなく、勝手に増殖していく細胞集団。異常な細胞が周囲に広がったり、別の臓器に転移したりして、カラダに重大な影響を及ぼす病気です。

そんながんが怖いのは、ほとんどの場合、末期になるまで痛みを伴わないことです。

静かに、何事もなかったかのように、健康な細胞に浸潤。人間が気づかないうちに、〝浸潤エリア〟を広げていきます。

早期のうちに痛みが出てしまったら、すぐに見つかって退治されてしまいます。ですから痛みを出さずに、そっと大きくなっていくのです。

しかも、ときには血液に乗って、最初に浸潤を始めた場所とは異なる場所へ飛んでいくこともあるのですからやっかいです。

でも、それこそが〝賢い〟がんの〝生き延び大作戦〟。

カラダの主が気づかないうちにじわじわと浸食していき、カラダが「どうしてもダメ！」と悲鳴を上げるまで、静かに浸食を続けます。

その結果、手遅れになってしまうこともあるというわけです。

がんは定期的に検診をして、早い段階で発見するのがおすすめです。

下腹部　腹痛

怖いのは腸閉塞

下腹部痛でよく知られる病気は盲腸炎（虫垂炎）です。これは痛みが激しく、発熱もあり、パンクすれば腹膜炎を起こして緊急入院ということになる場合もあります。昔はそれで死亡することもありましたが、今は腹膜炎を起こしても治る人がほとんどです。

盲腸炎と同じような病気に、憩室炎があります。こちらは腸の壁に袋状の小さなくぼみができ、そのなかに便や細菌が入り込んで感染症を引き起こすという病気です。激痛が走り、熱や血便が出ることもあり、最悪の場合は盲腸炎同様、パンクすれば腹膜炎を起こすことも……。ただ、こちらも命にかかわることは、ほとんどありません。　また、激痛で知られるお腹の痛みといえば、胆石症や胆のう炎もよく知られています。

怖いのは、さまざまな理由から腸管の内容物が詰まり、肛門側に移動できなくなってしまう腸閉塞です。

とくに複雑性腸閉塞は、腸管がねじれて血流が悪くなる腸閉塞で、突然、腹部にものすごい激痛が走り、ショック状態になる場合もあります。

さらに、閉塞した腸は血が通わなくなってくると腐っていきます。

こうなってしまうと、病院に行って開腹手術をして、ダメになった腸を切除してつぎ直すなどの処置が必要になってきます。早めの対処が必要です。

腸閉塞の種類

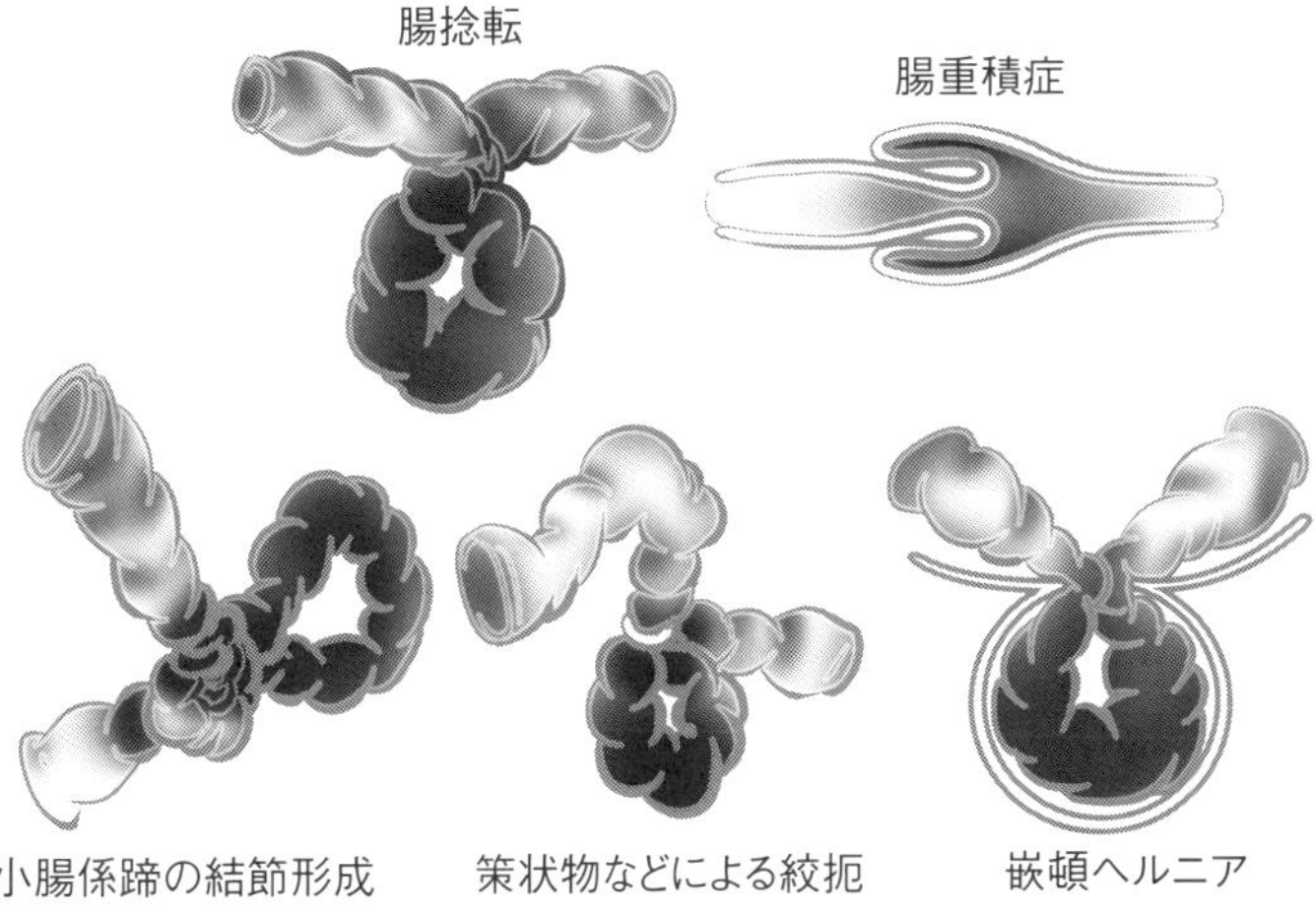

おへそのちょっと上の痛みは危険！

大酒飲みで胆石がある人のなかで、「下腹部でもなく胃でもないけど、なんとなくお腹が痛い。ときにはお腹全体が痛いときもある」という症状に心当たりがある人はいませんか？　もしかしたら、その症状、急性膵炎かもしれません。

急性膵炎とは、膵臓に急激な炎症が起こり、みぞおちや背中に激痛が走る病気。もともと膵臓には、血糖値をコントロールするホルモンを分泌する働きと、膵液という消化酵素を出す働きが備わっています。

しかし、なんらかの理由で膵液が膵臓のなかで活性化してしまい、活性化した膵液に膵臓自体が消化されてしまうという事態に陥ることがあります。それが急性膵炎です。

おもな症状としては、みぞおちや背中に生じる激しい痛みです。発熱や吐き気を伴う場合もあり、一般に、食後やお酒を飲んだあとなどに起こる傾向があるといわれています。重症化すると、腸閉塞などを引き起こす可能性もあります。さらに、血圧や意識が低下し、命にかかわる場合もあります。

他の病気と区別することが難しく、病名を判断するのも困難なのがこの急性膵炎という病気です。

ただ、急性膵炎は一刻を争う病気でもあるので、「もしかしたら……」と思ったら、すぐに病院へ行ってください。

腰 腰痛

怖いのは腎盂炎、腎盂腎炎

腰痛と聞いて多くの人たちが頭に思い浮かべるのは、ぎっくり腰や椎間板ヘルニアでしょう。しかも、これらの痛みは半端ではありません。トイレへ行くにも、這って行かなければならないほどの有様です。しかし、これらは命に関わるわけではありません。

生命を脅かすほどの腰痛といえば、やはり腎盂炎、腎盂腎炎です。

では、腎盂炎と腎盂腎炎がどのような病気かを説明していきましょう。

まずは腎盂炎。これは、腎盂（尿をつくる腎臓内部の中央にある空洞で尿が通る部分）に炎症が起きる病気。一方の腎盂腎炎は、腎盂内で繁殖した細菌によって腎臓まで炎症が広がっている状態です。腎盂炎を発症すると腎臓全体に感染が広がる場合が多いので、結果的に腎盂腎炎を発症することになります。

おもな症状としては、背中や腰の痛み、発熱、倦怠感、吐き気・嘔吐などですが、治療をしないと重症化する恐れがありますし、さらに症状が進んで敗血症を起こすと命に関わる恐れもあります。

軽視せずに、医師の診断を仰ぎましょう。

腎臓と膀胱

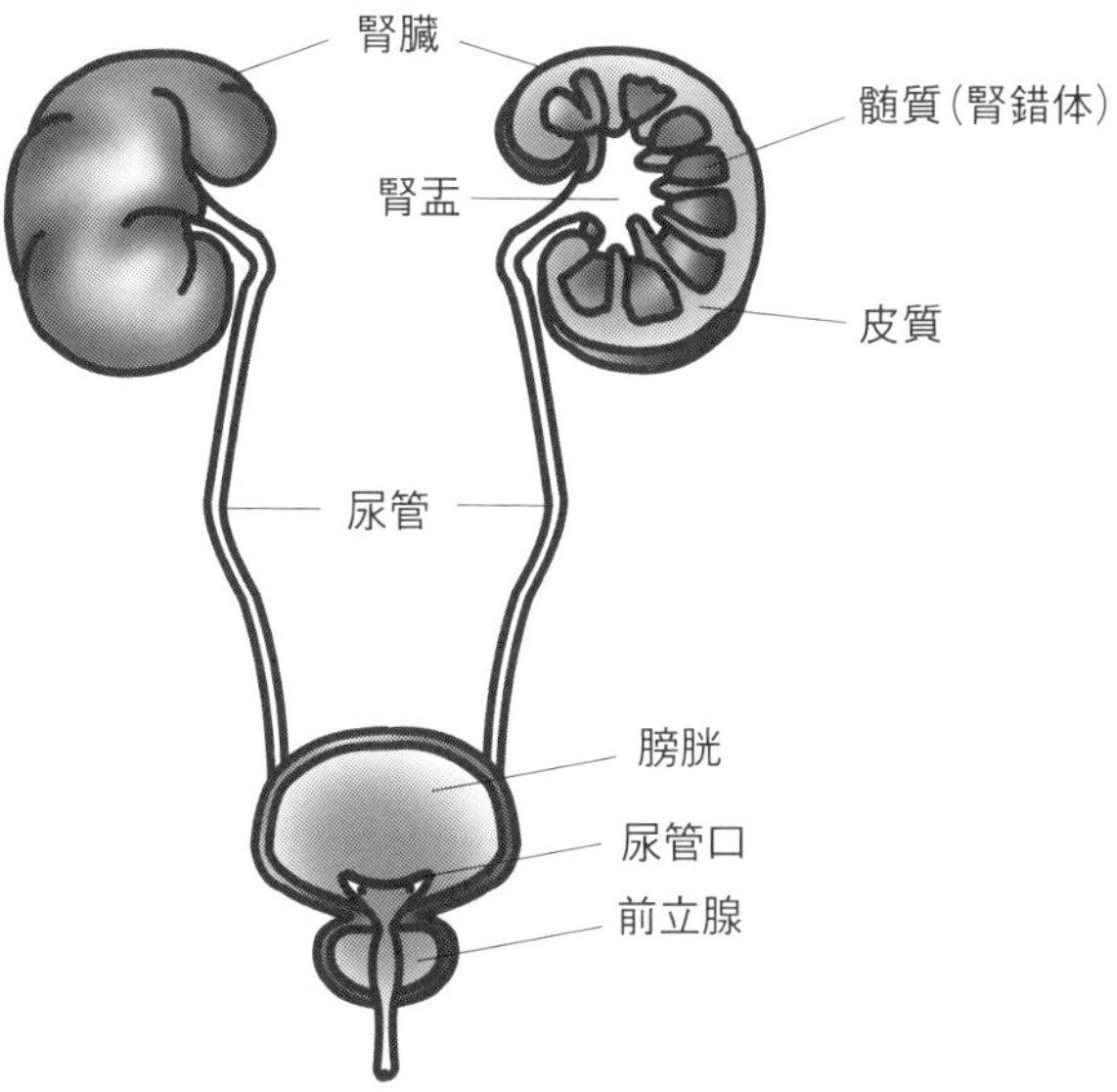

COLUMN

前立腺炎がサイクリングで発症⁉

前立腺に炎症が起こる前立腺炎は、排尿障害や排尿時の痛みなどの症状が現れる病気で、高齢者よりも若い男性に多いといわれています。急性と慢性に分かれ、急性の場合は激しい痛みと三八度以上の高熱が出るのが特徴で、敗血症の原因にもなり得るので結構怖い病気といわれています。一般には、細菌性前立腺炎は、細菌が尿道から侵入し、前立腺に感染して前立腺炎を発症するといわれていますが、非細菌性前立腺炎もあり、こちらははっきりとした原因が分からないことが多いといわれています。

最近は、細いサドルで長距離を自転車で走ることによってサドルで前立腺を刺激され、前立腺炎を発症する人が増えてきています。それに伴い、サイクルショップでは前立腺炎を予防するための穴あきサドルが売られるようになりました。このサドルを利用すると、前立腺が炎症を起こしにくくなるそうです。サイクリングが趣味の方は、注意してくださいね。

COLUMN

膀胱炎ってどんな病気？

分厚い筋肉の壁でできている尿を溜める袋、膀胱。腎臓でつくられ、ここで一時的に溜められたおしっこは、膀胱の収縮によって無理なく体外に排出されます。膀胱炎は、そんな膀胱が炎症を起こしている状態のことで、原因は大腸菌がほとんどです。おしっこを我慢しすぎたり、寒さや疲労などのストレス、性行為、月経時の不潔な処置などによって引き起こされます。

おしっこが終わるときにしみたり、痛みを感じたり、お腹が痛んだりするほか、おしっこが濁る、おしっこを我慢できない、おしっこがピンク色になるなどの症状が見られます。

死に関わる病気ではありませんが、治療が済んでも一年以内に再発する可能性もあります。

婦人科　生理痛など

怖いのは卵巣のう腫茎捻転

婦人科の痛みと聞いてすぐに頭に浮かぶのは、生理痛だと思います。これは、厄介な痛みではありますが、生理のときに起こる痛みなので誰でも分かっていますし、危険なものではありません。

婦人科の痛みで危険なのは、卵巣捻転による痛みです。

卵巣捻転とは、卵巣と子宮が繋がっている部分がねじれる疾患で、激しい腹痛が起こります。ねじれることで血流が途絶え、長い間卵巣に血液が流れなくなると、組織が壊死する場合もあります。若い人に多い疾患で、症状が進めば後々の妊娠にも関係してきますし、命にも関わる怖い病気です。

ただ、ねじれるのは左右どちらか片方だけだといわれ、右の卵巣が捻転すると盲腸と間違われて治療が遅れる場合があります。卵巣のう腫（卵巣に液体などの成分が溜まり、大きく腫れる病気）が原因の疾患なので、普段から婦人科の検診を受けて卵巣のう腫などの疾患がないかを検査。あれば左右どちらの卵巣にのう腫があるかを教えてもらっておけば、卵巣捻転のときも対応ができます。ちなみに、卵巣のう腫は良性のものが多いと言われています。

正常な子宮と卵巣
（後方から見た図）

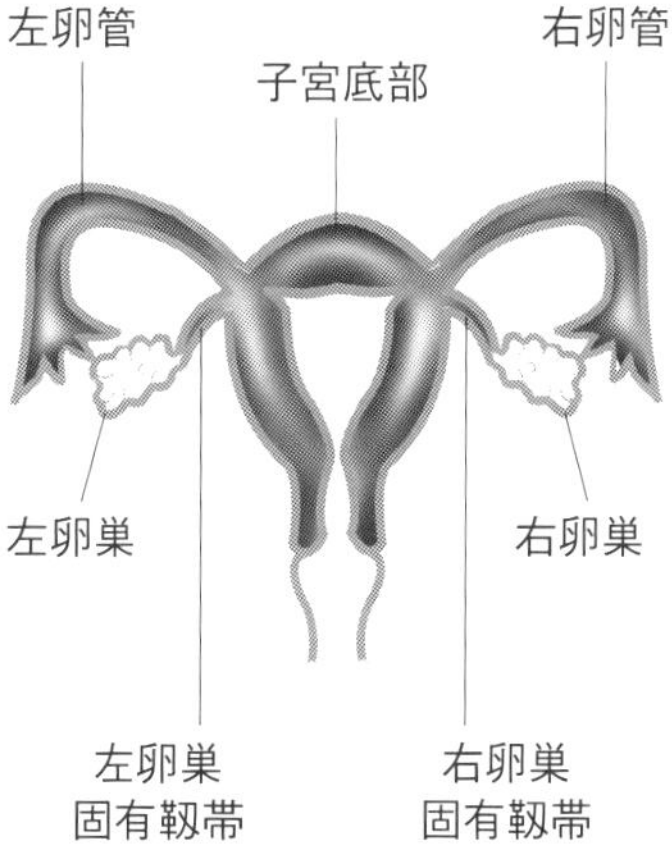

卵巣嚢腫茎捻転の状態

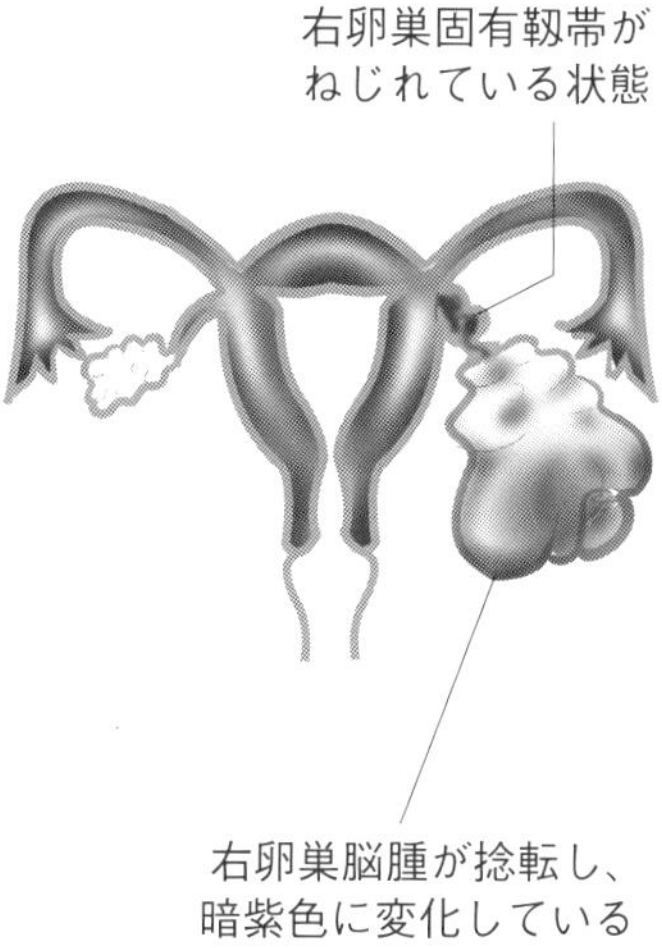

卵管炎ってどんな病気？

子宮のなかから伸びた卵管。このラッパのような形の臓器は、卵子と精子の通り道で、受精する場所です。

卵管炎は、子宮から卵管に菌が入り、炎症する病気のこと。原因菌は、大腸菌、淋菌、クラミジアなどといわれています。症状は、下腹部痛や腰痛、性器出血、吐き気などが挙げられます。

卵巣炎ってどんな病気？

子宮の両側にある親指の先ほどの臓器で、アーモンド形をしている卵巣。

卵巣炎は、菌が子宮から卵巣へ入り込むことで卵巣が炎症を起こす病気です。原因となる菌は、卵管炎同様、大腸菌や淋菌、クラミジアなど。症状としては、腹痛のほか、発熱、吐き気、嘔吐、不正出血などが挙げられます。

皮膚 表面の痛み

怖いのは帯状疱疹

虫に刺されたり、軽い火傷をしたり、擦りむいたり……。皮膚の痛みは、多くの人たちが子どもの頃から経験しているはずです。もちろん、これらの痛みは多くの場合、大病とは繋がりません。ただ、激痛という意味で、怖い皮膚の痛みがあります。帯状疱疹です。

帯状疱疹とは、水痘・帯状疱疹ウイルスによって引き起こされる感染症で、これに最初に感染したときは、水痘（水ぼうそう）として発症します。多くの人たちは、子どもの頃にかかった記憶があるでしょう。でも、水ぼうそうが治っても、ウイルスは体内の神経節に潜伏。加齢やストレス、過労などで免疫力が下がると、潜伏していたウイルスが再活性化して、強い痛みを伴う赤い発疹が帯状に生じます。これが帯状疱疹です。

皮膚の症状は、一～二週間目をピークに四～八週間くらいで治ります。ただ、一度炎症が広がり、神経にウイルスが入って痛みが出てしまうと、運が悪ければ五年、一〇年痛みが続く後遺症を起こす可能性があります。

また、顔面や頭にできると、目にも症状が出てきて視力障害を起こしたり、顔面神経の麻痺を起こしたりすることもあります。医師に眼科や耳鼻科の受診を指示されたら、必ず受診するようにしてください。

ピリピリ、チクチクするような痛みや火傷もしていないのに火傷をしたような痛み。しかも、場所を選ばない。そんな痛みが長く続く。それが辛くて、鬱になってしまう人も結構います。ウイルスが皮膚や神経を破壊してしまってからでは、回復にはさらに時間がかかってしまいます。

最近は、帯状疱疹予防のワクチンもあります。できるだけ早期に治療を始めるようにしましょう。

帯状疱疹

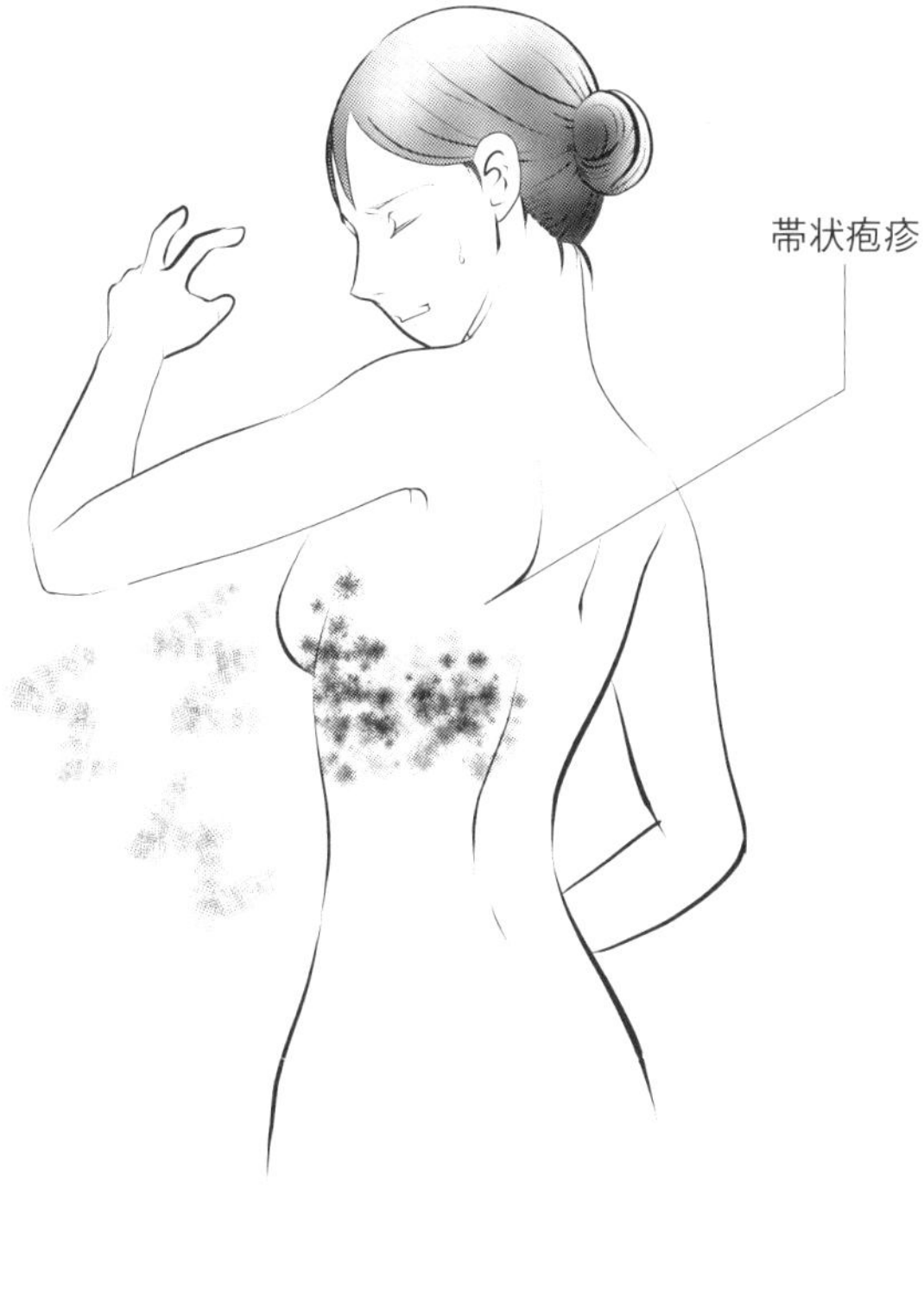

痛いときに痛み止めを飲むのはNG⁉

ここまで怖い痛みの話ばかりしてきましたから、「痛み＝怖い」と思ってしまった人は多いかもしれません。痛みに嫌悪感を持ってしまった人も、いるかもしれませんね。

確かに、痛みは嫌なものです。長く続けば苦しいものにもなります。でも、痛みは体の不調を教えてくれるもの。「カラダのココが悪いからなんとかしてくれ」と言ってくれるカラダのサインでもあるのです。

例えば、膝の調子がとても悪いときに、もし膝の痛みがなかったら、調子が悪いことも分からずに酷使して、気がついたら膝の関節が壊れてしまったということにもなりかねません。

膝に痛みを感じるから「昨日はちょっと歩きすぎてしまったかな」と考えて、膝を労わることができるのです。

歯が痛いときに痛み止めを飲めば、痛みはすぐに治ります。でも、虫歯はどんどん進行していき、最後には歯がなくなっています。そうならないために、痛みが出たら医者に行く。それが正しい選択です。

痛いときに痛み止めを飲むのは、本当はいちばんよくないこと。

痛みは痛みとして、そのまま受け入れることが大切。

そして、最善の対策を練る。これこそが、自分自身の心身を守る最善の方法です。痛みは本来は大事なもので、敵ではありません。

人間にとって、痛みは味方です。

痛みは本当にありがたいものです。

COLUMN

あまり医学的ではないお話「己の足るを知る」

講演会で色紙を頼まれたときに、最近私がよく書いているのが「己の足るを知る」という言葉です。

我々の体は機械ではありません。色んな臓器が複雑に連携しながら絶妙のバランスをとってくれています。腸から幸せホルモンのセロトニンが出て脳に届いたり、筋肉から分泌されるマイオカインが、脂肪燃焼やがん予防に働いたり。以前は「免疫力なんかでがんが治るわけがない」といわれていましたが、本庶《ほんじょ》佐《たすく》先生のノーベル医学賞をもらった免疫チェックポイント阻害薬でがんの治療は一変しました。

キリスト教色の強いアメリカでは、がんの代替治療のトップが「祈り」でした。祈りでがんは治りませんが、心の安らぎが何らかの生理的効果をもたらしているかもしれません。

医者にも研究者にもわからない色んなカラダの秘密が、これからもどんどん解明されていくことでしょう。

たとえば五〇歳で大きな持病のない疲れ気味のサラリーマンがいたとします。朝起きた時に「あー今日も仕事か、いやだなあ」と思うのと、「さあ、一日の始まりだ。今日も大変だがたのんまっせ！」と思うのでは体のトータルパフォーマンスに少しは違いが出てくるのではないでしょうか？

夜寝る前に「もう年だ、あちこちガタガタ、このポンコツボディめ！」と腹を立てるのと、「今日も一日ご苦労様、疲れた体でよくぞ頑張ってくれた！明日もよろしくね」と自分の体をねぎらうのでは、回復力に少しは差が出るのではないでしょうか？

コップに半分の水を、「半分しかない」と思うか「まだ半分ある」と思うか。自分の体の足りないところを探して嘆くより、足りているところを数え上げてねぎらいましょう。

おわりに

日常の診察をしていて、初診の患者さんの話に驚くことが多いです。「○○の症状で近くの病院で薬をもらったけれど、治りません。診察してください」とおっしゃるので、「前のお医者さんには何と診断されました？　どうしてこの薬を飲んでいるんですか？」と聞いてみると、「病名は何も言われていません。薬をもらっただけです」とおっしゃるのです。「えっ、それでいいの？　自分の病名が何か気になりませんか？」と聞いても、「なんか聞きづらいし、そんな雰囲気じゃなくて」とあきらめ顔です。

そんな患者さんの中には、きちんと説明するだけで、薬の処方を変更せずに治る方もいらっしゃいます。患者さんが欲しいのは、今、自分の体に何が起きているのかという情報であり、たんなる飲み薬ではないのです。

『孫氏の兵法』に、「敵を知り己を知れば百戦危うからず」という有名な言葉があります。「敵を知る」ということは「自分の病名を知る」「病気の特徴を知る」「治療方法を知る」ということ。「己を知る」とは、「健康診断で自分の現状を知る」「自分の家系の病気を知る」

「かかっている病気の進行具合を知る」ということです。この二つがそろってこそ、病気に立ち向かい克服できるのです。

そのための心強い軍師が、あなたの主治医なのです。その軍師を上手に活用するも、宝の持ち腐れのような使い方をするも、患者さん次第です。医者を上手に活用して賢い患者になりましょう。

二〇二四年四月吉日

総合内科医　秋津壽男

秋津壽男（あきつ　としお）

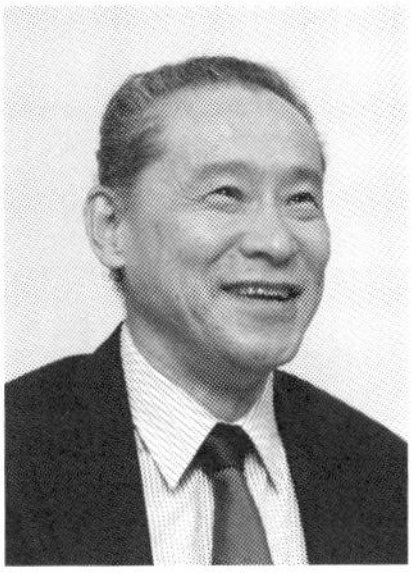

総合内科医。秋津医院院長。1954年和歌山県生まれ。1977年大阪大学工学部を卒業後、再び大学受験をし、和歌山県立医科大学医学部に入学。1986年に同大学を卒業後、循環器内科に入局。心臓カテーテル、ドップラー心エコー等を学ぶ。その後、東京労災病院等を経て、1998年に東京都品川区戸越銀座に秋津医院を開業。下町の一次医療を担う総合内科専門医として絶大な支持を集める。現在、「主治医が見つかる診療所」（テレビ東京系列）にレギュラー出演中。ベストセラーとなった『長生きするのはどっち？』『がんにならないのはどっち？』シリーズ（あさ出版）がある。ほかに主な著書：『体に良いオイルの選び方と健康になる簡単レシピ50選　その油が命を縮めます！』（春陽堂書店）、『放っておくとこわい症状大全』（ダイヤモンド社）、『薬を使わずに「生活習慣病」とサヨナラする法』（三笠書房）、ムックへの寄稿も多数。

STAFF

企画・編集	オフィスふたつぎ
執筆協力	山内章子
イラスト	金澤有倖
デザイン・DTP	WHITELINE GRAPHICS CO.
校　正	宮原拓也

医者とのつきあい方大全
医者のトリセツ

2024年4月25日　初版第1刷発行

著　者……………………秋津壽男
発行者……………………伊藤良則
発行所……………………株式会社 春陽堂書店
〒104-0061
東京都中央区銀座 3-10-9　KEC銀座ビル
TEL：03-6264-0855（代）
https://www.shunyodo.co.jp
印刷・製本………………中央精版印刷株式会社

本書へのご感想は、contact@shunyodo.co.jp

ISBN978-4-394-90481-6　C0047